Réponse sexuelle féminine

Milton De Blazy

Réponse sexuelle féminine

Comment elle réagit pendant l'acte amoureux

Edition Causam

Edition 2016

Ce livre a été édité, et composé en France

Société d'édition et de fabrication : Causam Edition

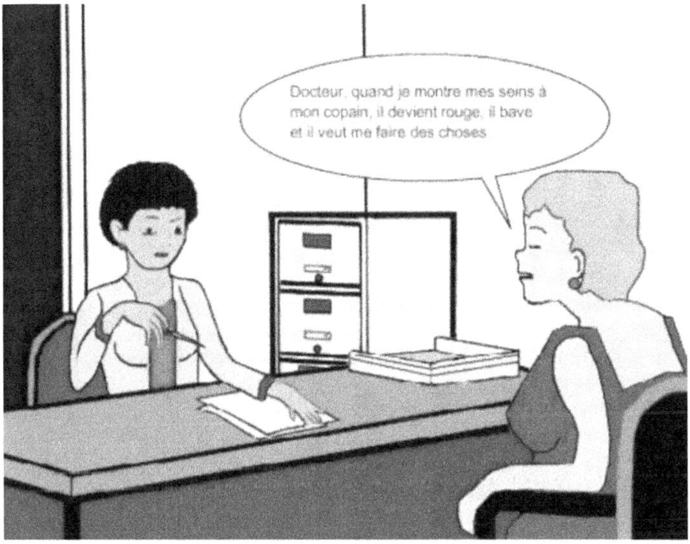
Docteur, quand je montre mes seins à mon copain, il devient rouge, il bave et il veut me faire des choses

Extrait 1

“Il éteignit aussitôt les lumières ; ce fut la nuit noire, les ombres des arbres semblaient les réalités d’un autre être nocturne. Ils se dépouillèrent de leurs vêtements, il l’attira à lui, et la rencontra, il rencontra la réalité de sa chair jusqu’alors invisible. Apaisés, surhumains, ses doigts sur sa nudité jusqu’alors irrévélée apparaissaient comme les doigts du silence sur le silence, le corps de la nuit mystérieuse sur le corps de la nuit mystérieuse, nuit masculine et nuit féminine, que l’oeil ne verra jamais que l’esprit ne connaîtra pas, et seulement connu comme la révélation palpable d’une autre réalité vivante. Le désir qu’elle avait de lui, était satisfait ; et le toucher, et par ce contact sombre, subtile, positivement silencieux, elle recevait le maximum d’ineffable communion, don magnifique renouvelé dans une acceptation complète, reddition absolue de son être dans un mystère, réalité vivante, sensuel, que l’esprit ne peut saisir, car elle reste en dehors de lui, corps vivant de sécurité, de silence et de subtilité, corps mystique de la réalité.

D.H .Lawrence : femme amoureuse, page 462”

Introduction

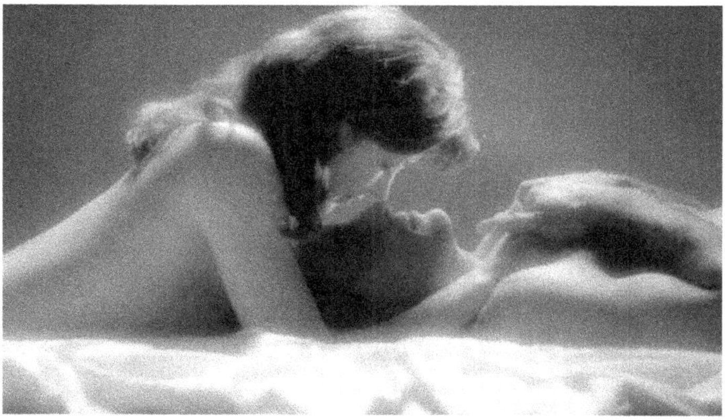

Au début, l'amour , le désir et la jouissance étaient une affaire d'artistes, d'écrivains. A travers leurs talents, il décrivait ces tourbillons qui agite le corps humain pendant l'acte amoureux . Progressivement, la science fait son apparition dans cette affaire sans réduire pour autant la place des écrivains et des artistes.

Le terme réponse sexuelle désigne l'ensemble des réactions liées à l'acte sexuel dès l'excitation jusqu'à l'orgasme. Nous savons que l'excitation sexuelle modifie certaines fonctions dans notre organisme, et dans nos réactions, dans nos pensées et dans nos comportements. Dès la puberté, l'adolescent se familiarise progressivement avec les réactions de son corps pendant l'excitation sexuelle.

Nous sommes réceptifs à de nombreuse stimulation érotique et sexuelle.

Une personne peut juger une stimulation érotique, une autre personne jugera la même stimulation comme non érotique.

En dépit de sa différence, l'organisme réagit d'une façon identique dans une succession de réactions et d'événements qui composent la réponse sexuelle.

Le corps d'une femme bisexuelle réagira de la même façon pendant sa rencontre sexuelle avec son partenaire, ou avec sa partenaire. Cette réaction sera également identique en cas de masturbation, en cas de stimulation physique, ou en cas de stimulation cérébrale provoquée par la parole, ou par les fantasmes.

La réponse sexuelle englobe un nombre important d'événements, dont certains mal compris.

D'autres événements qui interviennent dans la réponse sexuelle sont difficiles à expliquer pour les non-spécialistes, s'agissant des interactions neurologiques, ou hormonales, ou des chaînes de réactions impliquant plusieurs systèmes nerveux avec des neurotransmetteurs.

La réponse sexuelle est un événement partiellement contrôlable, et en partie involontaire. À chaque étape de la réponse sexuelle, il existe un événement incontrôlable, qui échappe à la volonté humaine, gouverné par des systèmes autonomes, comme l'apparition de la lubrification vaginale, l'érection, la dernière étape de l'éjaculation.

La réponse sexuelle n'est pas volontaire dans son ensemble, la lubrification vaginale peut apparaître pendant un acte de viol, l'érection peut apparaître pendant un acte de masturbation forcée.

C'est le cas également de la personne sous l'emprise des substances ou des drogues. Dans ces cas, la réponse sexuelle ne signifie pas un consentement, ni un plaisir partagé. Il s'agit des réflexes physiologiques involontaires.

La réponse sexuelle implique de nombreux d'événements et de nombreux changements, physiologiques (cardiaques, respiratoires), hormonales et psychologiques (émotionnels).

La réponse sexuelle dépend de la santé de la personne, de son âge, des médicaments prescrits, des substances consommées.

Certains médicaments modifient profondément la réponse sexuelle, comme des traitements hormonaux, ou les traitements par les antidépresseurs.

La réponse sexuelle dépend du contexte interpersonnel.

Une personne peut être stimulée par l'aspect physique d'une femme dans un contexte précis. U

ne femme peut être réceptive aux charmes d'un homme sous forme des réponses sexuelles, elle devient non réceptive aux moins réceptive aux charmes de cet homme après séparation, confits, ou trahison.

Dans ce livre, on va décrire les réactions du corps féminin pendant l'acte amoureux.

Conscient qu'il est impossible de réduire l'acte amoureux à des questions de biologie ou d'hormones, nous citons par ci et par là des passages des textes littéraires où des écrivains talentueux décrivent une partie importante de la réaction humaine, celle des émotions et des sensations.

***

Extrait 2

“Elle s’offre de dos, la tête tournée vers lui, cambrée et les coudes levés. Il tend des mains rapides, cherche la place plate des petits seins... Minne, qu’il a effleurée à peine, saute loin de lui, avec un cri de souris, et éclate d’un rire secoué qui lui emplit les yeux de larmes.

“Bête ! Bête ! Oh ! Ça, c’est défendu ! Ne me touche jamais sous les bras ! Je crois que j’aurais une attaque de nerfs !”

Elle est énervée, il la croit provocante, et d’ailleurs il a frôlé, sous les bras moites de la fillette, un tel parfum... Toucher la peau de Minne, la peau secrète qui ne voit jamais le jour, feuilleter les dessous blancs de Minne comme on force une rose - oh ! sans lui faire de mal, pour voir... Il s’efforce à la douceur, en se sentant des mains singulièrement maladroites, et puissantes...

“Ne ris pas si haut ! chuchote-t-il en avançant sur elle.”

Elle se remet lentement, rit encore en frissonnant des épaules, et s’essuie les yeux du bout des doigts.

“Tiens, tu es bon, toi ! Je ne peux pas m’en empêcher ! Ne recommence pas, surtout ! Non, Antoine, ou je crie !

- Ne crie pas ! prie-t-il tout bas.”

Mais, comme il continue d’avancer, Minne recule,

les coudes serrés à la taille pour garantir la place chatouilleuse. Bientôt bloquée contre la porte, elle s'y arc-boute, tend des mains qui menacent et supplient... Antoine saisit ses poignets fins, écarte ses bras peureux et songe alors que deux autres mains lui seraient en ce moment bien utiles... Il n'ose pas lâcher les poignets de Minne incertaine, silencieuse, dont il voit bouger les yeux comme une eau remuée...

Des cheveux envolés frôlent le menton d'Antoine, y suscitent une démangeaison enragée qui se propage sur tout son corps en flamme courante... Pour l'apaiser, sans lâcher les poignets de Minne, il écarte davantage les bras, se plaque contre elle et s'y frotte à la manière d'un chien jeune, ignorant et excité...

Une ondulation de couleuvre le repousse, les poignets fins se tordent dans ses doigts comme des cous de cygnes étranglés :

"Brutal ! Brutal ! Lâche moi !"

Il recule d'un saut contre la fenêtre, et Minne reste contre la porte où elle semble clouée, mouette blanche aux yeux noirs et mobiles... Elle n'a pas bien compris. Elle s'est sentie en danger. Tout ce corps de garçon, appuyé au sien, si fort qu'elle en sent encore les muscles durs, les os blessants... Une colère tardive la soulève, elle veut parler, injurier, et éclate en grosses larmes chaudes, cachée dans son tablier relevé...»

Colette, Minne, 1904

Un peu d'histoire

Les manifestations physiques extérieures liées à la réponse sexuelle sont connues depuis l'antiquité comme l'érection, la lubrification, ou l'éjaculation sans comprendre leur physiologie ou leur mécanisme.

Les écrits anciens sur ces phénomènes invitent un lecteur de notre époque au sourire. L'acte sexuel étant considéré comme un acte de procréation, ces manifestations secondaires et sans importance.

Dans d'autres cas, ces manifestations étaient un signe de luxure, d'un désir excessif ou d'une maladie.

La sexualité dans le passé était un mélange de superstition, des religions, de traditions et de philosophies. Le désir féminin était inconnu, le rôle des organes était incompris.

Prenons l'exemple de l'orgasme connu depuis l'antiquité comme la culmination de l'acte sexuel accompagnée de sensation du plaisir.

Chez l'homme, l'orgasme est généralement lié à l'éjaculation, et chez les femmes et des contractions musculaires sans l'expulsion des fluides sexuels.

L'orgasme féminin été associé chez Aristote à la fertilité.

On croyait que l'orgasme est indispensable à la procréation, on invitait les hommes à faire trembler les femmes pour faire des enfants.

L'anatomiste Gabriello Fallopio (1523-1562), qui a décrit, par ailleurs, les trompes de Fallope, écrivait que plus le plaisir féminin est intense, plus l'émission de substances fertiles est importante, et la chance de grossesse élevée.

Ce genre d'idées a dominé le monde médical et la culture pendant des siècles. Il a fallu de nombreuses découvertes, anatomique et physiologique pour modifier progressivement ce schéma.

L'orgasme féminin fut considéré pendant des siècles comme un signe d'hystérie, les sécrétions vaginales qui accompagnent l'excitation sexuelle comme un signe de nymphomanie.

La première description valable exacte de clitoris date de 1819, sans lien direct avec l'orgasme.

C'est en 1890 on retrouve le premier lien entre le clitoris et l'orgasme féminin.

Au 19ème siècle, on discutait de liens entre l'orgasme et la fertilité, on se demandait si les prostituées sont les femmes les plus fertiles sur terre.

D'une façon contradictoire, on considérait une femme ayant un désir sexuel élevé et des orgasmes fréquents comme une femme malade.

Nous pouvons étendre le même constat sur les autres manifestations de la réponse sexuelle, comme excitation ou les autres étapes.

Il a fallu attendre la deuxième moitié de 20ème siècle pour étudier la réponse sexuelle et forger ce concept.

Il a fallu attendre la découverte des hormones, de comprendre leurs rôles, l'anatomie précises des organes internes impliqués dans l'acte sexuel comme la prostate et l'utérus.

Il a fallu également d'énormes progrès dans la compréhension de la physiologie et le fonctionnement des organes, et les rôles des systèmes nerveux pour pouvoir lier les événements et proposer un schéma valable.

On doit le premier schéma valable de la réponse sexuelle à Masters Johnson dans les années 60 du siècle dernier.

Extrait 3

"Certaines femmes sourient lorsqu'un homme entre en elles. C'est un sourire charmant, doux et excitant. Il prend sa source dans le plaisir et brille au fond d'elles-mêmes avec un éclat velouté. A ce moment-là, le sexe occupe tout leur coeur et leur sourire se transforme en quelque chose qui reflète encore davantage la jouissance. "

"Elle serrait toujours fermement les cuisses de manière à lui interdire le passage. Il enduisait d'huile d'olive la jonction hermétique de ses jeunes cuisses, s'y ajustait et pouvait ainsi obtenir presque les mêmes sensations qu'en vrai."

Junnosuke Yoshiyuki, Jusqu'au soir

Masters et Johnson

Depuis toujours, les humains savaient comment réagit le corps pendant l'acte amoureux, on savait que le désir coupe le souffre, qu'un baiser intense finit par rendre les joues rouges, et que les seins d'une femme répondent à la caresse.

Il a fallu attendre la deuxième moitié de 20ème siècle pour avoir un schéma précis.

Nous devons la première explication scientifique de la réponse sexuelle ou comment le corps humain réagit pendant l'acte sexuel à un médecin américain, Dr William Masters (27 décembre 1915 - 16 février 2001)

Il est né à Cleveland, Ohio, dans un milieu aisé. Après l'école primaire à Kansas City dans le Missouri, il rejoint à Lawrenceville, un collège bien note puis le lycée Hamilton à l'automne de 1934. Il était un bon élève surtout en matière scientifique, bon orateur et bon athlète actif dans les équipes inter universitaires de baseball, et de basket-ball et piste. Après un diplôme avec mention en 1938, il s'inscrit à l'Université de Rochester Medical School.

Dans sa première année, il est formé par son professeur d'anatomie, George Corner, qui effectuait des études sur les organes reproducteurs.

Masters dut interrompre ses études de médecine pour servir comme lieutenant dans la Marine des Etats-Unis en 1942, pendant la seconde Guerre mondiale.

Cette année 1942, il épouse Elisabeth Ellis; le couple a eu deux enfants. Après son diplôme de l'école de médecine en 1943, il commence à s'intéresser à la sexualité humaine, un domaine controversé, dans une société conservatrice.

Avant lui, Alfred Kinsey, professeur de zoologie à l'Université de l'Indiana a publié un vaste enquêté sur le comportement sexuel humain dans les années 1930 puis sur le comportement sexuel masculin en 1948 et sur le comportement sexuel féminin en 1953.

George corner conseille son élève de suivre le chemin tracé par Kinsey pour entrer la médecine dans la sexualité humaine en lui promettant des fonds de la part de l'université.

À cette fin, Masters retourne vers le Midwest faire un stage en obstétrique et gynécologie à l'Hôpital Saint-Louis en 1943, puis des stages en pathologie à l'école de médecine de l'Université de Washington en 1944.

En 1947 Masters rejoint la faculté de médecine de l'Université Washington comme enseignant d'obstétrique et de gynécologie clinique. Il devient professeur titulaire à la faculté de médecine, de 1960 à 1973. Au cours de ses premières années à la faculté de l'école de médecine, Masters a publié des études sur les hormones sexuelles chez les femmes à l'âge de ménopause.

Il avait toujours l'ambition de réaliser des études pour savoir comment traiter les problèmes sexuels de ses patients.

En 1954, financé par des subventions de l'institut national de la santé et de l'école de médecine de l'Université de Washington, Masters lance une étude en laboratoire sur la réponse du corps humain à la stimulation sexuelle.

Au début, il a travaillé avec des prostituées, il notait les réactions de leurs corps pendant leurs rencontres avec leurs clients, ensuite, il a recruté des hommes et des femmes volontaires pour observer le comportement sexuel.

En 1956, deux ans après le début de ses recherches, Masters a eu besoin d'un local et d'un assistant pour interviewer les bénévoles.

Il choisit Virginia Johnson, étudiante en premier cycle d'Anthropologie sociale, âgée de 31 ans, divorcée de son troisième mari, et la mère de deux enfants.

Bien qu'elle n'ait aucune qualification, Masters l'a choisie en raison de sa personnalité extravertie, et de son expérience après trois mariages.

Virginia Johnson est née Virginie Eshelman le 11 Février 1925, dans le Missouri.

Elle a étudié à l'Université du Missouri entre 1944 et 1947.

Johnson était une bonne pianiste et une chanteuse.

Johnson a commencé à travailler avec Masters en Janvier 1957. Elle va rapidement progresser et sera bientôt reconnue par Masters comme une partenaire à part entière dans ses recherches.

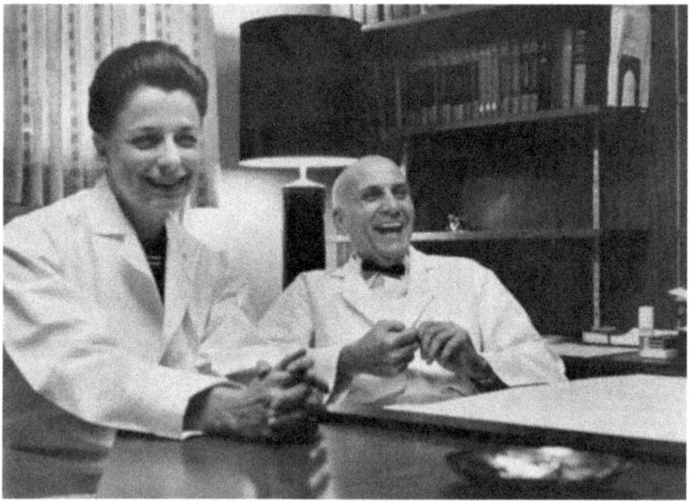

Masters et Johnson vont étudier l'excitation sexuelle chez 700 sujets, décrire les réactions, mesurer les temps de réponse, le rythme cardiaque, la tension artérielle, la fréquence respiratoire et les changements corporels.

Les sujets ont été photographiés, et les contractions vaginales ont été filmées.

A partir de ces observations, Masters et Johnson ont pensé qu'il existe quatre étapes de la réaction sexuelle chez les humains et on décrit les les diverses façons pour provoquer le plaisir sexuel.

Ils ont fait des découvertes importantes sur la reproduction : leurs caméras ont mis à jour certaine défaillance des moyens mécaniques de contraception comme le diaphragme.

En 1964, Masters et Johnson vont créer une fondation pour de la recherche en biologie de la reproduction à St. Louis dans le but de traiter les couples avec des problèmes sexuels.

Masters devient directeur, Johnson associée de recherche puis directeur adjoint en 1969 et codirecteur quatre ans plus tard.

On ne peut qu'admirer cette alchimie créative et dynamique qui associe Masters et Johnson, pendant ses années d'études de la sexualité humaine à leur clinique St. Louis.

Un travail remarquable dans une société hostile à ce genre d'étude, organisé selon une méthode scientifique rigoureuse, mené avec discrétion et patience.

En 1966, Masters et Johnson ont publié les premiers résultats de leur étude dans un livre intitulé "Human Sexual Response", destiné aux professionnels médicaux plutôt qu'au grand public.

"Human Sexual Response" est devenu un best-seller, célébré comme un manuel sexuel, trois cent milles exemplaires ont été vendus. L'expression "Masters et Johnson" est devenue un slogan populaire pour le plaisir sexuel aux Etats unis.

Le livre a reçu un large accueil favorable, il a coïncidé avec le début de la révolution sexuelle des années 1960, encouragée par la découverte des pilules contraceptives, et par le développement des mouvements féministes invitant la société à légitimer et valider le désir sexuel féminin.

Masters et Johnson symbolisaient le triomphe de la modernité et de la médecine sur les tabous et sur l'ignorance culturelle, une modernisation des théories de Freud, une explication scientifique qui va changer l'approche médicale de la sexualité et permettre l'apparition des traitements efficaces des problèmes sexuels.

Dans les mois qui suivent la publication de "Human Sexual Response", Masters et Johnson ont fait de nombreuses apparitions publiques, ont été interrogés plusieurs fois par les chaînes de la télévision.

Leur crédibilité était renforcée par des commentaires favorables sur leur travail auprès des membres de la communauté scientifique, comme John Rock, l'inventeur de la pilule, et Mary Calderone, directeur du Conseil américain d'information et d'éducation Sexuelle.

Calderone a salué Masters et Johnson pour avoir réalisé un travail scientifique qui peut aider la société à discuter et à enseigner librement la sexualité humaine.

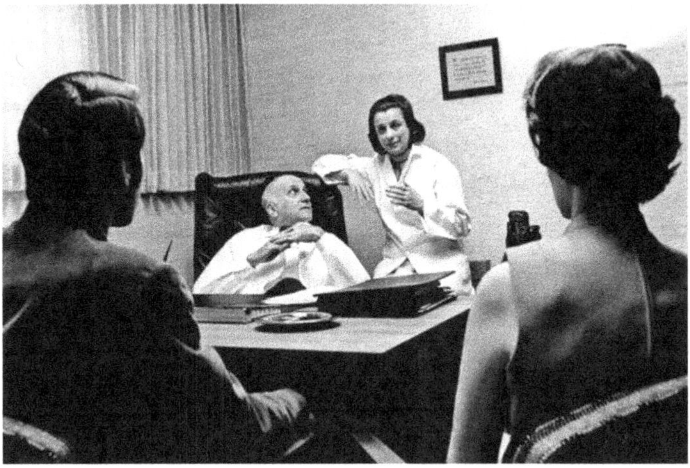

Dans les années 70, Masters réalise son rêve, il commence à traiter avec une certaine efficacité les trouble sexuels. Il invente les fondements de la thérapie sexuelle pour les couples.

La liste d'attente de sa clinique était impressionnante .

Les travaux de Masters et Johnson au cours des prochaines années ont conduit à la publication d'un deuxième livre sur l'insuffisancc sexuelle humaine (Human Sexual Inadequacy) en 1970 ce qui suggère que la culture et les coutumes jouent un rôle important dans la psychologie et la physiologie des problèmes sexuels.

Ce livre a eu un grand succès comme son précédent Human Sexual Response, il a été adressé à la communauté médicale, mais a attiré un large public.

En 1971 Masters divorce de sa femme et se marie avec Virginia Johnson.

Deux ans plus tard, le couple a fondé l'Institut Masters et Johnson, une nouvelle organisation de recherche sexuelle.

Leur prochain travail, The Pleasure Bond (1974), a été écrit pour un grand public, il était bien vendu.

Son message central est que la fidélité à son partenaire sexuel était l'élément le plus important d'une relation durable. Certains ont trouvé ce livre conservateur et même réactionnaire.

Masters et Johnson avaient commencé à étudier le comportement homosexuel au début des années 1970.

Après des années de recherche, ils ont conclu que l'homosexualité n'a pas été déterminée biologiquement;

Il s'agit selon eux d'un comportement acquis.

Ils ont commencé à traiter les homosexuels masculins et féminins qui souhaitaient devenir hétérosexuels.

Ils ont publié leur livre Homosexualité en perspective en 1979. Sans surprise, le livre a suscité des controverses.

La médecine et la psychiatrie considéraient l'homosexualité comme une maladie, les médecins ont félicité Masters et Johnson, le grand public n'était pas de cet avis.

Néanmoins, l'étude a attiré des nombreux homosexuels à la clinique de Masters et Johnson à la recherche d'un changement d'orientation sexuelle.

Ils ont continué à traiter les hétérosexuels ainsi que les homosexuels dans les années 1980, où le virus du Sida commence à se répandre.

Durant ces années, ils ont publié en 1988 avec Dr Robert C. Kolodny, un nouveau livre: "Masters and Johnson on Sex and Human Loving".

Dans ce livre, ils ont spéculé sur la transmission de virus, ils pensaient que le virus est transmissible par n'importe quel contact.

La plupart des experts médicaux ont condamné le livre, accusant les auteurs d'avoir utilisé des données erronées pour appuyer leurs revendications. Masters et Johnson ont également été accusés de semer la panique.

En 1992 Masters renonce à son mandat d'administrateur, il a continué à y donner des conférences.

Au début de l'année, un porte-parole de l'institut a annoncé que Masters et Johnson vont se séparer, à la suite d'un désaccord sur la retraite : Johnson voulait arrêter de travailler, mais Masters a refusé.

Le couple a divorcé en 1993. Masters se remarie avec Géraldine Baker Oliver. L'institut est fermé en 1994.

Masters se retire en Arizona, où il est mort en 2001.

Virginia Johnson décède en 2013.

Références

C. Kolodny, "In Memory of William H. Masters," Journal of Sex Research 38, no. 3 (Aug. 2001): 274.

Fox, Margalit. (2013, July 25). Virginia Johnson, Widely Published Collaborator in Sex Research, Dies at 88. New York Times.

Nehring, C. (2009, Jun 28). Practice, practice, practice. New York Times Book Review.

http://search.proquest.com/docview/217328827?accountid=1229

Virginia E. Johnson. (2007). World of Health. Biography In Context. Http://www.gale.cengage.com/InContext/bio.htm

Extrait 4

“ Il pouvait voir les petites lèvres de son sexe, toutes humides de plaisir, briller sous le clair de lune. Et continuer de frotter la verge contre son clitoris. Il sentait le contact de sa peau, sa chaleur ; il aimait cette fiction. Au frottement de son sexe contre son clitoris correspondait la pression de sa langue contre la sienne. D’une voix enrouée, elle dit :

- le plus loin possible. il sentait son corps tout entier tressaillir comme si c’était son sexe qui s’adressait le plus loin possible pour l’atteindre. Elle ne s’empara pas aussi toute sa verge. Il laissa de temps en temps sa langue contre la sienne. Soudain, il fut saisi d’un tremblement violent, il se jeta sur elle, plongeant sa langue dans la bouche de la femme, pénétrant son sexe avec force. Tout en marchant, et les méprendre dans sa main sa verge on érections. Une fois, elle s’arrêta, se met à genoux et l’embrassa. Une autre fois, elle plaça sa verge entre ces seins, et la fit glisser légèrement à cet endroit moelleux. Lorsqu’il a pénétra, il fut secouru de plaisir et jouit avec violence. Elle se mit presque sur lui pour atteindre l’orgasme, ils crièrent ensemble.

Anaïs Nin, Erotica II , la femme sur les dunes”

Réponse sexuelle en général

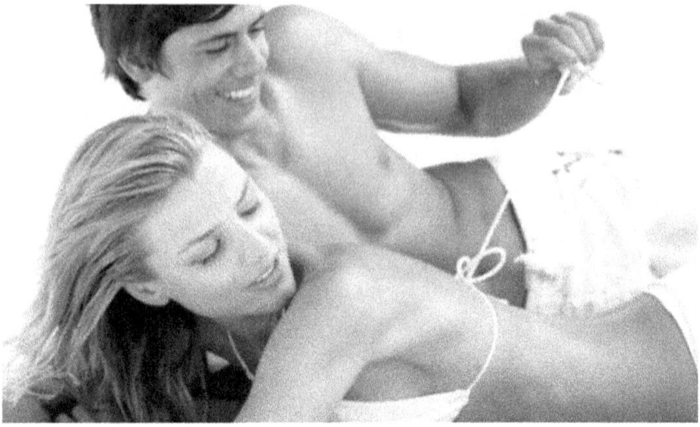

Tandis que la recherche de Kinsey pendant les années 40 modifiait nos concepts sur l'orientation sexuelle, nous devons chercheurs américains William Master (gynécologue) et Virginie Johnson (psychologue) le premier modèle théorique sur la réponse sexuelle.

Masters et Johnson étaient principalement intéressés à étudier la biologie de la sexualité. A la fn des années 60 ils ont observé le comportement sexuel de nombreux couples. Ils ont forgé un modèle de réponse sexuelle qui demeure valable est utilisable. Ils ont pensé que la réponse sexuelle peut inclure au moins trois phases: désir sexuel, excitation sexuelle, et orgasme sexuel.

La phase d'excitation sexuelle inclut l'excitation physique et subjective.

L'éveil sexuel subjectif inclut l'augmentation subjective des «sentiments » sexuels, l'éveil sexuel physique se rapporte aux indicateurs objectifs et physiques : augmentation de tension musculaire, de rythme respiratoire, du rythme cardiaque, de la tension artérielle, une vasocongestion qui entraîne l'engorgement des vaisseaux sanguins permettant l'érection du pénis, le gonflement des testicules et du scrotum chez l'homme, l'érection du clitoris et des petites lèvres, lubrification vaginale, et l'agrandissement de l'utérus chez les femmes.

La troisième phase, l'orgasme, commence dès que l'excitation sexuelle atteint son intensité maximale (fréquence cardiaque et respiratoire, augmentation subite de tension artérielle) et déclenchant une série de contractions musculaires dans la région pelvienne.

L'orgasme s'accompagne généralement par l'éjaculation chez les hommes et chez certaines femmes.

L'éjaculation chez les hommes et les missions d'un liquide qui sort par le pénis composé de liquide prostatique et des spermatozoïdes. Une minorité des hommes peuvent avoir un orgasme sans éjaculations.

L'éjaculation féminine est plus rare, accompagnant parfois l'orgasme de certaines femmes, composé d'un liquide clair sécrété par les glandes para urétrales.

Modèle de Kaplan

Dans les années 60, Helen Kaplan a ajouté une quatrième phase au schéma de Masters Johnson appelée la phase de résolution et se rapporte aux changements physiologiques qui accompagnent la fin de l'excitation sexuelle et le retour à l'état physiologique.

Le modèle de Kaplan concernant de réponse sexuelle a incorporé trois composants en réduisant les phases physiologiques en deux composants, excitations et orgasmes. :

- désir,

- excitation,

- et orgasme,

Le désir est une construction psychologique étroitement reliée à la motivation sexuelle, a été ajouté par Kaplan pour expliquer les différences de fréquence et d'intensité des réponses sexuelles.

Modèle de Reed

Il existe un autre modèle de réponse sexuelle axé sur les aspects psychologiques et sociaux de la réponse sexuelle humaine.

Reed a décrit quatre étapes dans son modèle de réponse sexuelle :

- La séduction (gestes, paroles, comportement),

- La sensation (la personne est réceptive),

- La reddition (orgasme), et

- La réflexion (les personnes examinent attentivement leur réponse sexuelle, leurs réactions, et la réponse sexuelle et les réactions de son partenaire).

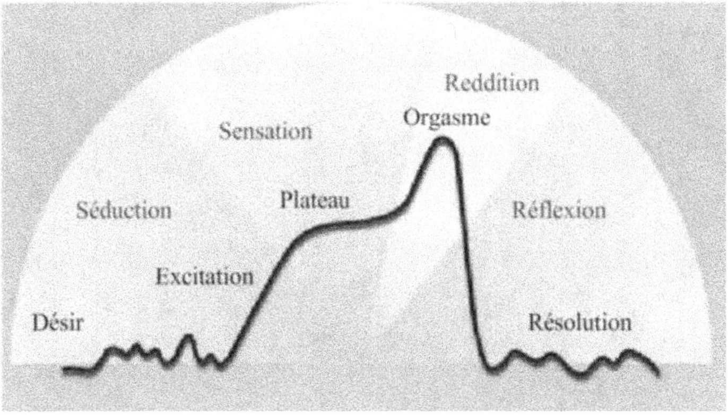

Le modèle de réponse sexuelle élaboré par Masters Johnson et Kaplan est important, il est à la base de toutes les classifications des troubles sexuels.

Ce modèle a été admis par les livres en référence en psychiatrie comme la 5ème édition de manuel diagnostique et statistique, (DSM-V) qui définit d'une façon scientifique et consensuelle le fonctionnement sexuel (troubles sexuels) par trois composantes :

- manque ou troubles dans une des phases de réponse sexuelle

- ce manque s'accompagne d'une détresse

- ce moment ou trouble s'accompagne d'une perturbation des relations interpersonnelles.

La présence de ses trois éléments peut justifier le diagnostic d'un trouble de réponse sexuelle et la recherche des causes et des traitements.

Extrait 5

“En entendant ces mots, je pris soudain conscience de sa nudité. Elle n’avait plus sur elle que le haut de ses vêtements. Je me sentis excité par un désir trouble. Je l’attaquai une seconde fois, par surprise, et comme elle opposait encore une certaine résistance, je la fis basculer après l’avoir saisie à bras-le-corps. Je plaquai de nouveau mon visage sur son ventre. Je me retrouvai alors à peu près dans la même position que précédemment et fus frappé d’un seul coup par le comique de la situation.
Maki se débattait et cherchait à s’enfuir ; de mon côté, j’essayais de la retenir mais je ne trouvais pas dans mes bras la force nécessaire. Bientôt, elle me souffla :
— Bon, allez, on arrête ?
À ces mots, toute ardeur me quitta. Dès le début, elle n’avait eu à mes yeux que peu d’attrait physique. Pensant, comme elle, qu’il valait mieux s’en tenir là, je desserrai mon étreinte.
— C’est étrange, mais je n’ai pas eu la nausée, marmonna Maki, comme pour elle-même

Junnosuke Yoshiyuki, La chambre noire

Excitation sexuelle

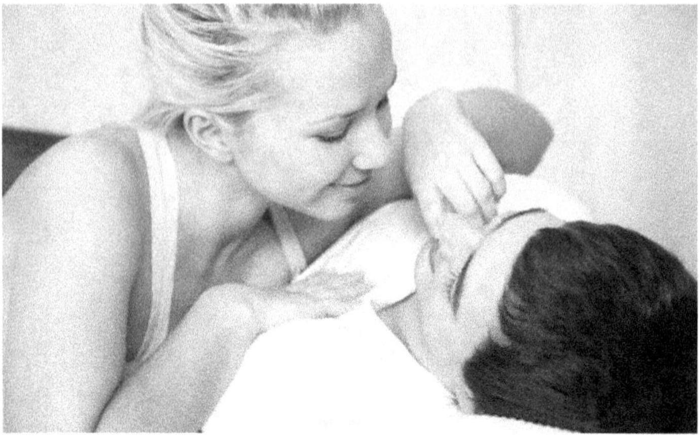

Sensation de plaisir sexuel suscité par le désir sexuel, un fantasme ou une pensée sexuelle, une stimulation physique directe ou de n'importe quel autre sens que le toucher. L'escalade de l'excitation est nécessaire à l'obtention de l'orgasme, tant chez l'homme que chez la femme.

L'excitation sexuelle est l'état de quelqu'un qui est excité sexuellement.

L'excitation sexuelle est une composante physiologique de la réponse sexuelle tant chez l'homme que chez la femme. Il est important de distinguer l'excitation sexuelle de l'attirance.

L'excitation sexuelle est le début de la réponse sexuelle qui se manifeste chez l'homme par le début de direction, et chez la femme par la congestion des petites lèvres, et par la lubrification vaginale.

L'attirance n'est pas synonyme d'excitation sexuelle.

Les réactions caractéristiques concernant l'excitation ont été décrites par Masters et Johnson.

En général, l'excitation chez l'homme peut être initiée par la stimulation visuelle, alors que l'excitation féminine peut être plus complexe.

Les humains ont des attirances spécifiques, parfois des attirances spécifiques dites irrésistibles.

Certains femmes apprécient l'aspect extérieur d'un organe chez les hommes, un comportement ou une réaction.

Ces attirances spécifiques invitent les hommes à séduire certaines femmes, et vice versa.

L'excitation sexuelle commence par les gestes préliminaires, c'est à dire par ses gestes ayant à la fois un contenu sexuel et affectif, comme les baisers, les craintes, les caresses.

Les gestes préliminaires peuvent être également sexualisés ou génitalisés stimulant partiellement ou exclusivement les zones érogènes.

Les deux sexes ont besoin des ces gestes préliminaires pour initier l'excitation sexuelle, les caresses sur le corps, la stimulation des zones érogènes, la stimulation des organes génitaux.

La phase d'excitation sexuelle chez l'homme

L'excitation sexuelle chez l'homme s'accompagne d'une vaso congestion du bassin, d'une érection qui rigidifie et remonte sensiblement l'axe du pénis avec une légère rétraction du gland.

Comme chez les femmes, les seins masculins réagissent pendant la phase d'excitation sexuelle.

Masters & Johnson ont rapporté une érection mamelonnaire chez 60 % des hommes pendant la phase d'excitation sexuelle. Cette érection mamelonnaire peut durer plus longtemps après la phase de résolution chez les femmes.

La couleur du pénis et du gland change durant la phase d'excitation, et continue pendant la phase du plateau.

Chez certaines hommes, pendant l'excitation sexuelle, des contractions musculaires généralisées ou partielles peuvent se produire. Il s'agit parfois des contractions musculaires involontaires.

Le rythme cardiaque, la fréquence respiratoire, la tension artérielle augmentent durant cette phase d'excitation.

La durée de la phase d'excitation dépend de l'interaction du couple, et des pratiques sexuelles.

La couleur du pénis et du gland change durant la phase d'excitation, et continue pendant la phase du plateau.

En cas des gestes préliminaires accompagnés de relaxation, l'excitation sexuelle peut être progressive et lente.

En cas stimulation sexuelle focalisée et intensive, la phase d'excitation sexuelle peut être soudaine.

Le rythme cardiaque, la fréquence respiratoire, et la tension artérielle augmentent durant cette phase d'excitation. Le scrotum s'approche du corps, sa peau raidit et «froisse» légèrement. Les testicules sont légèrement remontés.

La rapidité de réaction dépend essentiellement de l'âge. Le vieillissement agit sensiblement sur la réponse sexuelle masculine et sur l'érection.

Le type de stimulation érotique capable d'entraîner une excitation sexuelle varie également selon les personnes; les stimulations visuelles, auditives et tactiles peuvent être impliquées à des degrés variables, de même que les pensées et imaginations.

La nature de la stimulation sexuelle influence la réponse sexuelle chez les hommes, certains ont besoin d'une stimulation vigoureuse et prolongée, d'autres peuvent réagir avec peu de stimulation physique.

Une particularité de la réponse sexuelle masculine est le lien direct entre la phase d'excitation et la concentration cérébrale. Une distraction ou une perte de concentration peuvent mener à une perte d'érection, cette perte peut être partielle ou totale.

La phase d'excitation sexuelle chez les femmes

L'excitation sexuelle se construit graduellement, les pensées et les idées sexuelles jouent un rôle important chez la femme durant son excitation sexuelle.

L'excitation sexuelle chez la femme commence par une augmentation du rythme cardiaque et de la pression artérielle, entraînant l'accumulation du sang dans les vaisseaux du vagin, du clitoris de la partie inférieure du bassin ce qui explique le rougissement et la coloration foncée des tissus.

Les femmes peuvent sentir également le gonflement du vagin et des petites lèvres accompagnées d'une augmentation de sentiment de chaleur.

La paroi vaginale s'enduit progressivement par des sécrétions fluides qui glissent sur la paroi vaginale pour rendre la pénétration plus confortable.

Ces sécrétions sont légèrement alcalines, changent de consistance pendant la réponse sexuelle.

Le vagin change également pendant la phase d'excitation, on note le prolongement des deux tiers vaginaux intérieurs et l'ouverture du tiers extérieur.

Si l'excitation continue, l'utérus change progressivement d'orientation, devient plus verticale.

Les petites et les grandes lèvres deviennent plus volumineuses, plus foncées et plus lisses.

La tête du clitoris devient plus large, le clitoris s'allonge et augmente de volume.

En cas d'excitation continue, la tête du clitoris se prolonge au-delà du prépuce, devient plus exposée, et plus sensible au contact.

Ces modifications pendant l'excitation sexuelle varient considérablement selon les femmes, selon la durée de la stimulation et selon l'apprentissage de la sexualité.

Pendant l'excitation sexuelle, les seins réagissent aussi, on note une érection mamelonnaire au début de l'excitation sexuelle accompagnée d'une augmentation progressive de la taille globale des seins.

Les seins volumineux augmentent plus de taille pendant l'excitation sexuelle que les petits seins.

Masters & Johnson ont décrit également une vasocongestion dans le secteur génital, une sorte de rougeur qui couvre la peau des seins et de la partie supérieure de l'abdomen.

Ces changements de coloration cutanée peuvent devenir de plus en plus prononcés.

Certains couples préfèrent l'acte sexuel en laissant les lumières allumées afin de partager la vue de ses réactions sexuelles.

Les techniques d'excitation sexuelle

Il n'existe pas un manuel traitant les techniques d'excitation sexuelle.

L'imagination humaine est sans limite en ce qui concerne l'érotisme et la sexualité.

Les techniques d'excitation sexuelle devraient répondre aux attentes de chaque partenaire, d'éviter une éventuelle douleur, et savoir s'arrêter au moment opportun pour entamer la suite de la rencontre sexuelle.

La stimulation manuelle est la règle dans toutes les cultures, sous forme de caresse sur le corps ou sur les zones érogènes, et sous forme de masturbation dans les couples.

Les techniques orales sont presque universelles, allant du baiser sur la bouche, ou sur le corps, jusqu'à l'application dans le sexe oral proprement dit.

Les techniques d'excitation sexuelle peuvent être utilisées pendant l'acte sexuel, dans ce cas, le but serait de sauvegarder ou de consolider l'érection, d'améliorer la lubrification chez la femme, ou l'aider à atteindre l'orgasme.

Dans ce cas, nous parlons de techniques d'excitation sexuelle proprement dite, distinctes des gestes préliminaires.

Excitation sexuelle : sa psychologie

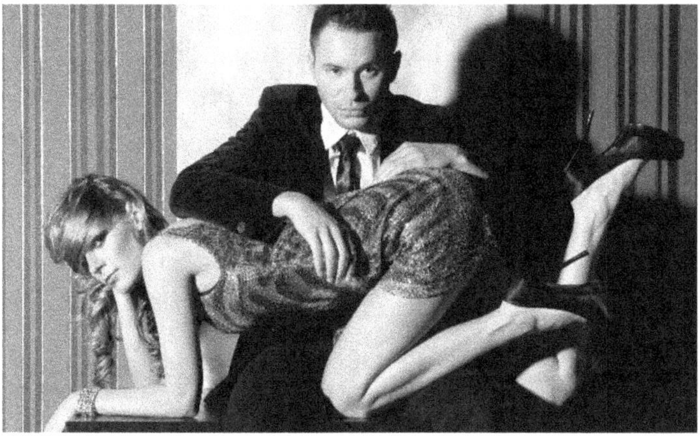

L'excitation sexuelle dépend de nombreux facteurs psychologiques.

La conscience, les parties génitales et les pensées sont liées d'une façon ou d'une autre.

Bien que la plupart des personnes soient motivées pour agir selon leurs sentiments, selon leur intérêt ou selon leur excitation sexuelle, il n'existe aucune donnée scientifique valable sur ce sujet.

Freud a formulé la théorie d'une énergie de motivation sexuelle qu'il a nommé libido, Il s'agit d'un désir sexuel non stimulé présent chez les humains.

La stimulation érotique peut avoir des effets, de même que les sentiments romantiques nous invitant à prendre en considération le côté physiologique et psychologique de la réponse sexuelle.

Certaines études scientifiques utilisant des bandes audio ou vidéo pour mesurer l'excitation sexuelle ont indiqué que l'excitation sexuelle était à son maximum en cas de stimulation franchement sexuelle, moins importante en cas de bandes vidéo traitant l'attachement, l'amour romantique ou les sentiments.

Ces données étaient valables chez les hommes comme chez les femmes.

L'excitation sexuelle était plus élevée en visionnant des bandes vidéo montrant une autorité ou une domination pendant l'acte sexuel.

Les scènes les plus stimulantes étaient celles où l'homme ou la femme a joué un rôle initiateur pendant l'action sexuelle.

Chez les femmes, la réponse sexuelle génitale la plus importante a été observée devant les scènes où la femme prend l'initiative de séduire et d'initier l'acte sexuel.

Dans d'autres études traitant l'influence des histoires érotiques, les femmes semblent plus excitées quand il s'agit d'histoire racontant le rôle dominant et initiateur des femmes dans l'acte sexuel.

Certains pensent, que la notion de domination est importante pour l'excitation sexuelle féminine .

Extrait 6

“Au début, je ne savais pas quoi faire. J’ai appris par l’expérience, par mes échecs, et mes succès. Je commençais par réagir aux signes et aux murmures des mouvements subtils de son corps. Diriger les doigts le long de ses muscles, de ses seins pour caresser sa peau, ses lèvres, sa langue. J’utilisais l’humidité de ma bouche pour torturer ses mamelons, son ventre et la partie inférieure de son corps.

J’ai fini par croire que le véritable amour est l’amour physique. J’aime faire souffrir mon mari souffrir de la douleur du désir. Pendant des heures, je pensais à de nouvelles façons de prolonger son agonie. Son corps était à utiliser sans regret, sans remords ni culpabilité.

Que mon mari trouve la libération dans mes mains, dans ma bouche ou dans ma grotte cachée. J’avais appris que son plus grand souhait était de garder entre ses mains mes pieds bandés, enveloppés dans des pantoufles soie rouge brodé, pour apprécier leur délicatesse et leur parfum.

Des maisons closes, mon mari apporte à la maison une ferveur soudaine. Le voilà amoureux de sa femme. Mon corps a beaucoup d’endroits qui attendent d’être explorés, il les a trouvés. Ses passes - temps sont devenus ses passions. “

Le pavillon des pivoines, 2008 Lisa See

Le plateau

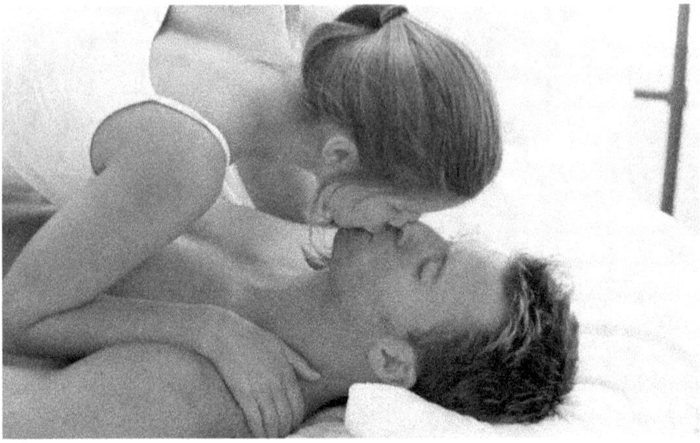

Cette phase peut durer longtemps ou être de brève durée menant à l'orgasme. Dès que l'homme arrive à cette phase, il utilise sa concentration mentale et son apprentissage pour contrôler la durée de cette phase.

Au cours de la phase en plateau on retrouve normalement des changements physiologiques : élévation complète des testicules, augmentation de leur volume de 50 %, léger gonflement du sillon de la couronne à la base du gland du pénis, dans certains cas une accélération de la coloration pourpre du gland.

La respiration et les pulsations s'accélèrent, la pression sanguine augmente, les muscles du corps se tendent.

A ce stade de l'acte, le phallus d'un homme est situé dans le vagin, les mouvements coïtaux deviennent plus vigoureux pour pouvoir activer des muscles endurcis, avant le déclenchement l'orgasme.

Si la stimulation continue, l'homme atteint la phase de plateau, pendant laquelle la tension sexuelle atteint son degré maximum.

Dans cette phase, quelques gouttes du liquide se produisent par les glandes de Cowper, glandes proches de la prostate.

Cette sécrétion amène parfois des spermatozoïdes provoquant un risque de grossesse non désirée.

La maturité sexuelle masculine entraîne une sorte de prise de pouvoir du cerveau sur les organes sexuels durant cette phase du plateau.

L'homme arrive progressivement à contrôler cette phase du plateau pour la prolonger et retarder le plus possible le moment de l'éjaculation afin de permettre à sa partenaire d'atteindre à son tour une stimulation sexuelle acceptable.

Les hommes attendent à contrôler la stimulation de leur organe sexuel en adaptant les mouvements coïtaux du va-et-vient, et en contrôlant leurs muscles par une concentration cérébrale.

Extrait 7

« Tard dans la nuit, Bird et Himiko ont fait l'amour sexe dans l'obscurité pendant une heure. Comme les animaux, ils sont restés silencieux jusqu'à la fin. Himiko effondrée à plusieurs reprises dans son orgasme, d'abord à de courts intervalles, puis après des pauses de plus en plus longues. Himiko tournait autour de l'axe du corps en cercles toujours plus larges, tremblant et gémissant d'orgasme comme avion luttant sous le poids de son moteur.

Pour eux, le sexe était déjà enraciné dans un sentiment de tranquillité et routine quotidienne. Bird avait l'impression qu'il avait couché avec cette femme pendant au moins une centaine d'années. Ses parties génitales étaient maintenant simples et sûres. Elles ne sont plus des bourgeons qui se cachent des craintes non fondées. Le vagin d'Himiko était une chose insondable, une poche d'une résine et de lumière à partir de laquelle ils ont émergé les fantômes qui hantent Bird.

Il se sentait profondément en paix, parce que Himiko accepte le sexe sans hésitation, sans réserve pour son plaisir. Il se souvenait de sa timidité et ses angoisses oppressant de danger.

Himiko, serra l'Oiseau du pénis comme une traite à la main. Bird pouvait atteindre son orgasme le plus intense. Il a essayé de pénétrer Himiko mais avec une érection partielle. Il échoue plusieurs reprises. Les doigts d'Himiko orientent son pénis, et indiquant le lieu. Himiko s'agite rapidement, dans des mouvements frénétiques comme si les deux partenaires voulaient atteindre l'orgasme en même temps. Elle retire le pénis subitement et entame une masturbation solitaire. Sentant le tonnerre dans sa poitrine comme une douleur, l'Oiseau écrasé près de Himiko, Bird pensait qu'un jour, il va mourir d'une crise cardiaque. "

Une expérience personnelle, Kenzaburo Oe, 1965

La Résolution

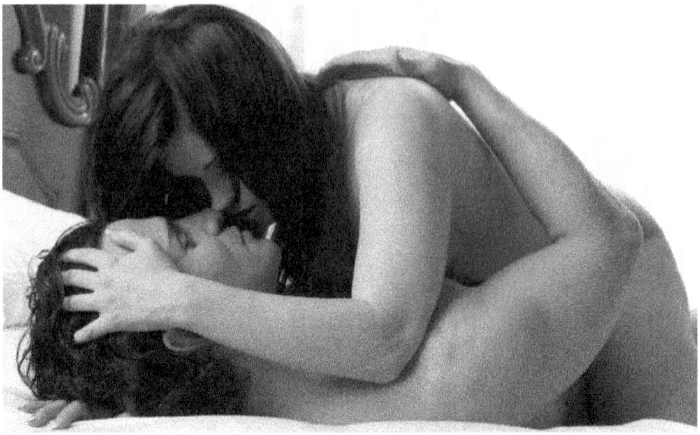

C'est la quatrième phase de cycle de la réponse sexuelle. Il n'existe pas une définition consensuelle sur la durée de cette phase, certains hommes parlent de 10 minutes de relaxation et de bien-être mental.

Il existe de nombreuse description littéraire de cette phase, Shakespeare parlait d'une joie perçue, un vrai chagrin apprécié. Kinsey décrit cette phase comme un moment sans chagrin ni confits, sans tristesse ni joie.

Certains décrivent un sentiment d'harmonie, de paix, et de calme. Masters et Johnson ont nommé cette phase l'étape post coïtale, c'est-à-dire l'étape après l'acte coïtal.

L'homme perd son érection après l'éjaculation, le pénis entre dans une période de repos. Les muscles contractés se relâchent, la tension sanguine se calme ainsi que le rythme cardiaque et respiratoire. Les testicules redescendent, le scrotum se détend. Certains hommes transpirent à la paume des mains et à la plante des pieds.

Le monde extérieur redevient tout à coup présent, et les perceptions sensorielles retrouvent leur acuité.

Une caractéristique de la phase de la résolution est la période réfractaire au cours de laquelle l'homme ne peut être à nouveau excité sexuellement, et la poursuite de l'activité sexuelle devient désagréable ou pénible. La durée de la période réfractaire varie selon les individus et l'âge.

Un homme peut être incapable d'avoir une nouvelle érection après quelques minutes de période réfractaire. Chez un autre, c'est parfois quelques heures.

La partenaire peut aider l'homme à raccourcir cette période réfractaire en le stimulant. Selon les études de Masters et Johnson, il est possible d'avoir trois orgasmes en 10 minutes.

Sur un échantillon de 182 de pré adolescents, kinsey a trouvé 12 pré adolescents capables d'avoir des orgasmes successifs mais sans éjaculations.

La capacité de l'homme à atteindre l'orgasme plus qu'une fois décroît rapidement après 20 ans.

Une fois l'éjaculation terminée, l'érection diminue sensiblement.

Bien qu'une érection partielle puisse être maintenue pendant un certain temps, les autres stimulations comme les caresses, les petits frôlements ou la stimulation orale peuvent à nouveau provoquer une deuxième érection.

Chez la femme, la phase de la résolution permet d'absorber progressivement les modifications co produites par les phases précédentes. Le vagin descend et reprend sa taille et sa position habituelle.

Le gonflement des petites lèvres disparaît, les grandes lèvres retrouvent leur taille et leur couleur.

Si après la phase orgasmique, la femme est de nouveau stimulée, elle peut avoir un ou plusieurs autres orgasmes.

Pendant la résolution, le corps revient lentement à son fonctionnement normal. Cette phase est marquée par un bien-être, intimité et souvent de fatigue.

Phase	Réactions communes chez les deux sexes	Chez la femme	Chez l'homme
Excitation	Augmentation de tension musculaire - Augmentation de fréquence cardiaque - Augmentation de tension artérielle. - Congestion des mamelons Rougeur	- Erection du clitoris. - Ouverture des petites lèvres, avec congestion et changement de couleur - Début de la lubrification. - Soulèvement de l'utérus - Augmentation de la taille des seins	- Erection de pénis. - Les testicules sélèvent avec congestion La peau de scrotum sépaissit et se tend
Plateau	- Contractions musculaires involontaires des mains et des pieds. Augmentation de respiration.	- Engorgement du tiers externe du vagin - Le clitoris se retire sous son capuchon. - Utérus devient entièrement vertical - Aréole gonflé et sensible.	- Engorgement des testicules - Sécrétions de la glande de Cowper
Orgasme	- Spasmes musculaires involontaires dans tout le corps. - augmentation de la Tension artérielle, et de la fréquence cardiaque et respiratoire - Contractions involontaires du sphincter rectal	- Contractions orgasmiques rythmées 3 à 15 fois. - Contractions utérines - Rétraction totale du clitoris . - Réaction des mamelons.	- Pendant la phase d'émission, contractions des muscles prostatiques - Pendant la phase d'expulsion, éjaculation du sperme par des contractions des muscles autour de la base de pénis.

Phase	Réactions communes chez les deux sexes	Chez la femme	Chez l'homme
Résolution	- Régression des tonicité musculaire - Ralentissement du rythme cardiaque, et de la fréquence respiratoire après orgasme. - Disparition de la rougeur cutanée - Régression de l'érection des mamelons.	- baisse de l'égorgement du clitoris. - Fermeture progressive des petites lèvres - Descente de l'utérus - L'absence d'orgasme peut prolonger la phase de la résolution lente.	- Perte de l'érection durant plusieurs minutes . - Descente des testicules - Détente de la peau de scrotum . • La résolution est rapide chez la plupart des hommes.

Extrait 8

“Elle n’a jamais été déshabillée comme ça avant. La timidité, le sentiment de panique intérieure, le vertige, tout ce qu’elle avait toujours senti quand elle se déshabillait devant un jeune homme (et elle ne pouvait pas se cacher dans l’obscurité), tout cela était disparu.

Elle se tenait en face de lui confiante, insolente, baignée de lumière, et étonnée de sa découverte soudaine des gestes, jusqu’ici inconnus d’elle. »

Milan Kundera, Amours risibles

Réponse sexuelle féminine

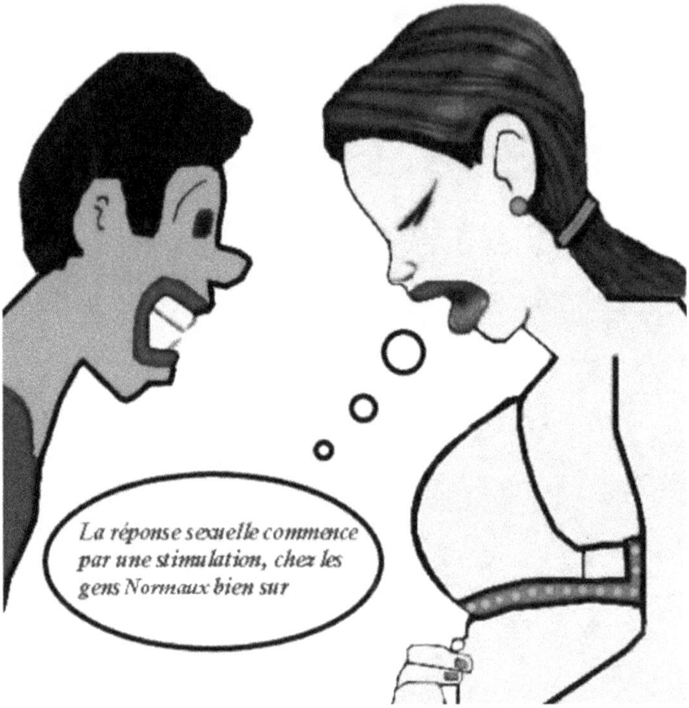

Le modèle de Master- Johnson de réponse sexuelle féminine est un modèle linéaire, qui considère la réponse la sexuelle comme un événement qui commence par le départ de la réponse sexuelle (excitation) et se termine par l'arrivée (phase de résolution).

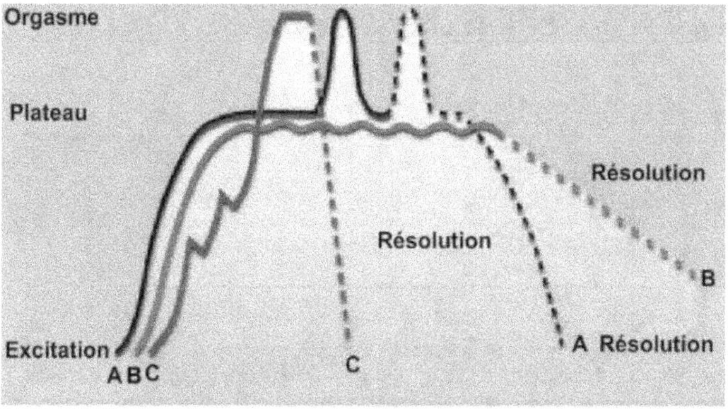

Modèle de réponse sexuelle féminine de Master johnson

D'autres modèles vont tenter d'enrichir et de parfaire ce modèle en intégrant les facteurs psychologiques et émotionnels qui interviennent dans la réponse sexuelle.

Cependant, ce modèle de Master Johnosn demeure valable en ce qui concerne les manifestations physiologiques de la réponse sexuelle féminine.

Phase d'excitation chez la femme

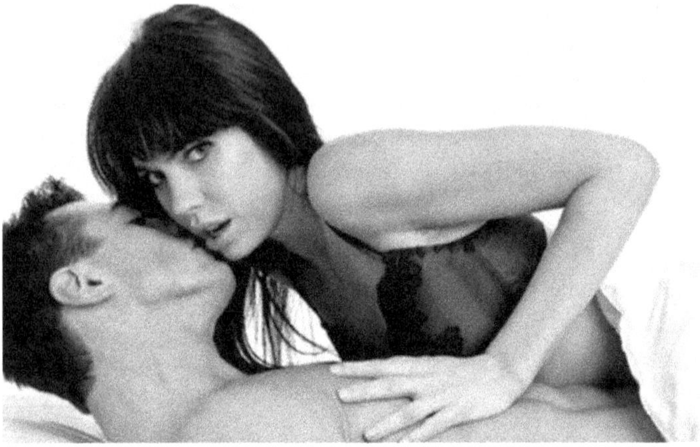

La phase d'excitation sexuelle chez les femmes L'excitation sexuelle se construit graduellement, les pensées et les idées sexuelles jouent un rôle important chez la femme durant son excitation sexuelle.

L'excitation sexuelle chez la femme commence par une augmentation du rythme cardiaque et de la pression artérielle, entraînant l'accumulation du sang dans les vaisseaux du vagin, du clitoris de la partie inférieure du bassin ce qui explique le rougissement et la coloration foncée des tissus.

Les femmes peuvent sentir également le gonflement du vagin et des petites lèvres accompagnées d'une augmentation de sentiment de chaleur.

La paroi vaginale s'enduit progressivement par des seréctions fluides qui glissent sur la paroi vaginale pour rendre la pénétration plus confortable. Ces sécrétions sont légèrement alcalines, changent de consistance pendant la réponse sexuelle.

Le vagin change également pendant la phase d'excitation, on note le prolongement des deux tiers vaginaux intérieurs et l'ouverture du tiers extérieur.

Sil'excitationcontinue,l'utéruschangeprogressivement d'orientation, devient plus verticale. Les petites et les grandes lèvres deviennent plus volumineuses, plus foncées et plus lisses.

La tête du clitoris devient plus large, le clitoris s'allonge et augmente de volume. En cas d'excitation continue, la tête du clitoris se prolonge au-delà du prépuce, devient plus exposée, et plus sensible au contact.

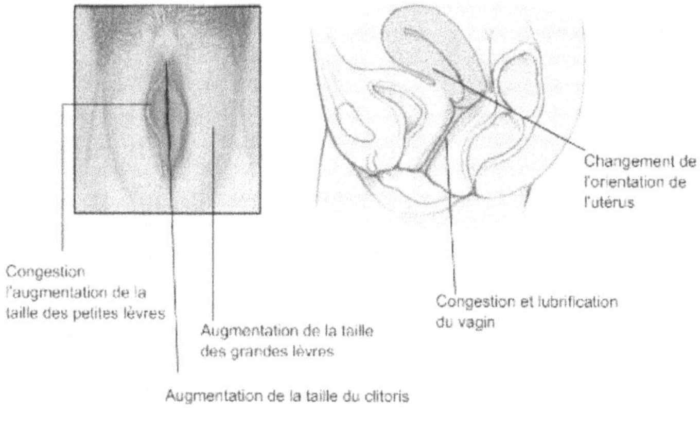

Modifications des organes sexuels féminins pendant la phase de l'excitation sexuelle

Ces modifications pendant l'excitation sexuelle varient considérablement selon les femmes, selon la durée de la stimulation et selon l'apprentissage de la sexualité.

Pendant l'excitation sexuelle, les seins réagissent aussi, on note une érection mamelonnaire au début de l'excitation sexuelle accompagnée d'une augmentation progressive de la taille globale des seins. Les seins volumineux augmentent plus de taille pendant l'excitation sexuelle que les petits seins.

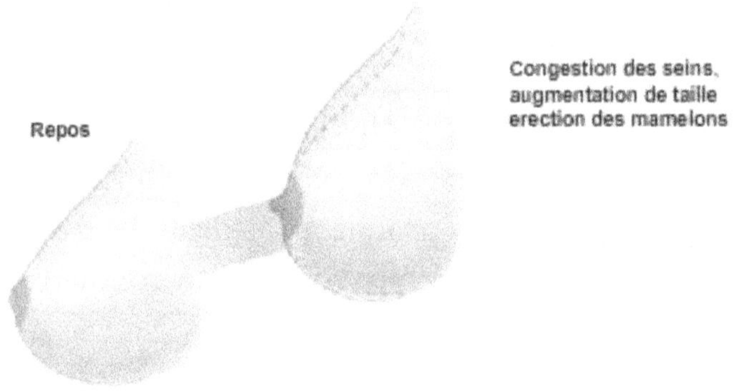

Modifications des seins pendant l'excitation sexuelles

Masters Johnson ont décrit également une vasocongestion dans le secteur génital, une sorte de rougeur qui couvre la peau des seins et de la partie supérieure de l'abdomen.

Ces changements de coloration cutanée peuvent devenir de plus en plus prononcés.

Certains couples préfèrent l'acte sexuel en laissant les lumières allumées afin de partager la vue de ses réactions sexuelles.

La phase de plateau de la réponse sexuelle chez les femmes

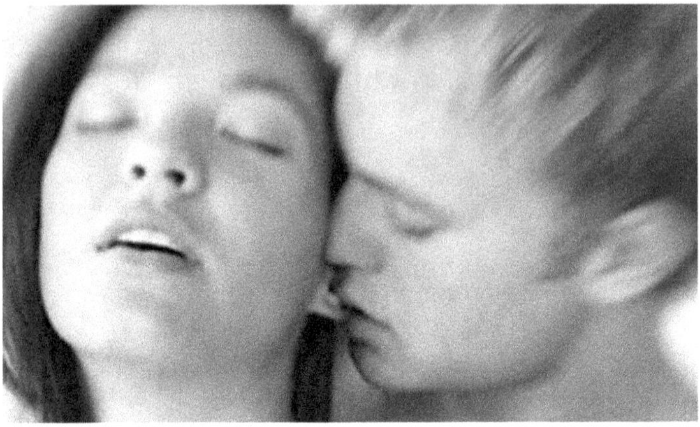

Si la stimulation érotique continue, d'autres changements physiques se produisent accompagnés d'une perception croissante du plaisir sexuel.

L'aspect le plus caractéristique de la phase de plateau chez les femmes implique une légère rétraction de du clitoris et du gland sous son capuchon.

L'ampleur de rétraction clitoridienne peut dépendre de la nature et de la durée de la stimulation sexuelle.

Masters et Johnson ont noté que sous l'action des caresses des seins, les changements clitoridiens se produisent tardivement. En revanche, avec une pression et caresses sur le mont vénus, la rétraction clitoridienne se produit plus tôt.

Durant la phase de plateau, les grandes lèvres et les petites lèvres deviennent plus engorgées du sang et augmentent de volume. Le changement physiologique le plus important pendant la phase de plateau se produit dans le tiers externe du vagin. Masters et Johnson décrivent une vasocongestion fortement localisée qui crée un rétrécissement significatif à l'ouverture du vagin.

Ceci va rétrécir l'entrée du vagin ajustant ainsi l'ouverture du vagin à la largeur du

pénis augmentant la stimulation tactile et le plaisir de la femme et de l'homme. Cette rétraction est nommée plate-forme orgasmique.

Si la femme n'a pas un orgasme, cette congestion du vagin peut prendre 20 - 30 minutes.

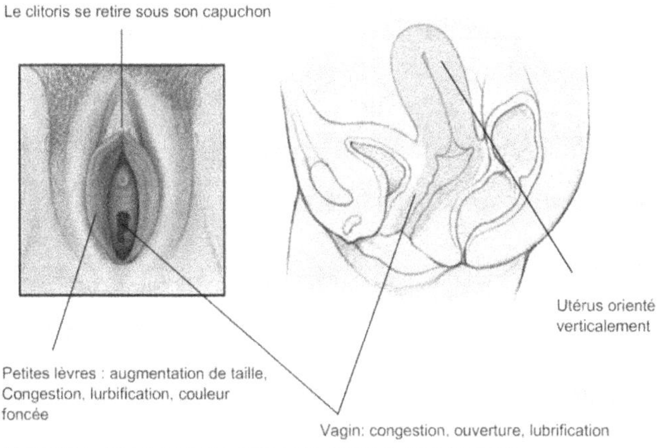

Modifications des organges sexuels féminins pendant la phase du plateau

Chez les femmes, durant la phase du plateau, la tension sexuelle atteint son degré maximum. La durée dépend de la stimulation.

En cas de stimulation efficace un afflux sanguin parvient au vagin,entraînant congestion du vagin et des lèvres. La paroi du vagin s'épaissit, les petites lèvres de changent de couleur pour devenir rouges foncées. En cas de stimulation inadéquat, cette phase se termine par une résolution sans passage par la phase orgasmique.

Les caractéristiques générales de la phase de plateau, qui se prolonge au bord de l'orgasme, incluent ce qui suit :

Les changements commencés de la phase de l'excitation sont intensifiés.

Le vagin augmente de volume, flux de sang accru, parois vaginales de couleur pourpre foncée.

Le clitoris devient sensible (il peut même être pénible toucher), se rétracte sous le capuchon pour éviter la stimulation directe du pénis.

La respiration, rythme cardiaque, et la tension artérielle continuent à augmenter.

Les spasmes de muscle peuvent commencer dans les pieds, le visage, et les mains.

Augmentations de tension de muscle.

Durant la phase de plateau, l'utérus perd une partie de l'altitude qu'il a gagnée pendant la phase d'excitation.

Chez les femmes qui ont un utérus incliné ou retroversé, ces changements d'orientation de l'utérus et du col en réponse à la stimulation érotique peuvent ne pas se produire.

Les deux tiers intérieurs du vagin deviennent plus large et plus profonds pour créer une petite « piscine » dans laquelle le sperme serait déposé.

La tension musculaire augmente sensiblement, de même le rythme cardiaque, la fréquence respiratoire, et la tension artérielle.

De façon générale, la phase de plateau représente un état intensifié de la phase de l'excitation.

La plupart des femmes sont à ce stade conscientes de leur désir, et savent détecter le passage de cette phase à la prochaine étape (orgasme).

L'aréole des seins gonfle sensiblement pendant la phase de plateau en suivant l'érection qui s'est produite pendant la phase d'excitation.

La base de chaque mamelon est cachée par cette augmentation de la taille de l'aréole.

La vasocongestion des seins provoquent un agrandissement dans la taille globale des seins.

Cet agrandissement se produit plus chez les femmes qui ont allaité.

Dans ce cas le sein peut augmenter plus de 25% de sa taille. (Masters et Johnson, 1966, page 29).

La phase orgasmique de la réponse sexuelle chez les femmes

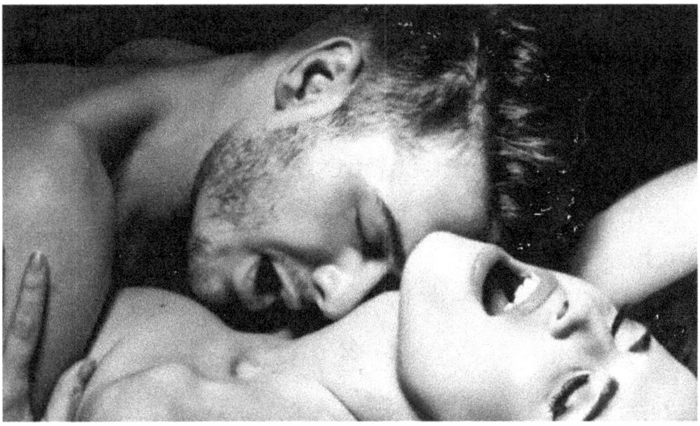

L'orgasme est une libération soudaine de la tension accumulée pendant la phase de plateau.

L'orgasme est un sentiment agréable qui concentre le corps, les réactions sexuelles, et les émotions.

L'orgasme fournit des sensations agréables même chez les animaux.

Masters et Johnson n'ont jamais observé des changements du clitoris pendant la phase d'orgasme en dépit des sentiments puissants et agréables impliquant clitoris pendant l'orgasme féminin.

En cas d'orgasme vaginal, le clitoris est également impliqué au point de départ de l'action .

L'orgasme féminin s'accompagne des tensions rythmiques saccadées accompagnées de contractions musculaires. Il existe une corrélation entre le nombre et la durée globale, entre ces contractions musculaires vaginales et l'intensité décrite et ressentie de l'orgasme.

Les contractions musculaires varient selon les femmes, durent en général de 13- 51 secondes. La tension des couches musculaires du vagin augmente autour du pénis facilitant ainsi l'écoulement du sperme vers le fond du vagin et vers le col utérin.

Pendant l'orgasme, on observe également des contractions musculaires de l'utérus, qui varient dans la durée et l'intensité, des contractions qui commencent dans la partie supérieure de l'utérus nommée le fond de l'utérus et progressent vers le col utérin.

Pendant l'orgasme, la fréquence respiratoire augmente jusqu'aux 40 mouvements par minute.

Le rythme cardiaque atteindre 180 battements par minute, la tension artérielle peut augmenter jusqu'au 220/130.

L'orgasme féminin se caractérise aussi par de nombreux comportements non volontaires qui accompagnent cette libération de tension comme les mouvements non coordonnés des bras, des jambes, du cou, et de thorax.

Certaines femmes arquent leurs dos, d'autres ont des crampes dans les jambes ou dans les pieds.

Certaines femmes expriment leur réaction en émettant des bruits ou des gémissements involontaires.

L'orgasme peut être le résultat d'une stimulation mutuelle inter personnelle (masturbation mutuelle), des rapports sexuels pénétratifs, masturbation, ou utilisation des jouets sexuels.

La stimulation régulière et continue semble la stimulation la plus efficace pour aider la femme à atteindre l'orgasme, d'autre part, cette stimulation régulière et continue est capable de produire un orgasme plus long que les orgasmes obtenus par une stimulation intensive et irrégulière.

Certaines femmes peuvent atteindre l'orgasme pendant l'acte sexuel pénétratif, d'autres femmes sont moins sensibles à la pénétration vaginale, et atteignent leur orgasme par l'intermédiaire d'autres stimulations que la pénétration vaginale (masturbation, stimulation manuelle ou orale.)

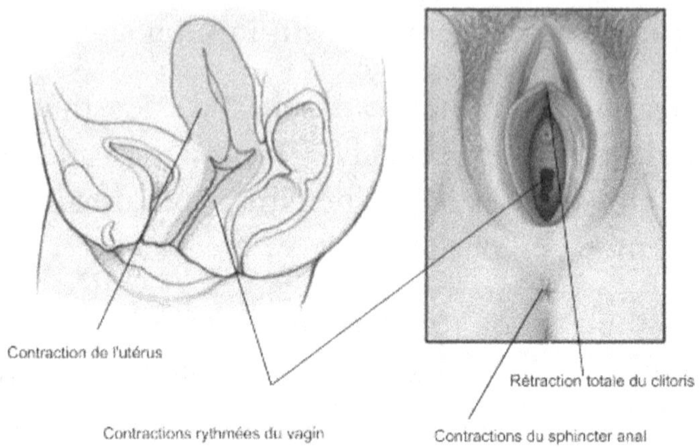

Modifications des organes sexuels féminins pendant l'orgasme

L'orgasme se traduit chez les femmes par des contractions au niveau de la plate-forme orgasmique c'est-à-dire les parois du vagin puis immédiatement dans toute la zone vaginale et utérine.

Les contractions se succèdent à intervalles d'environ 0,8 seconde, leur nombre varie entre 3 et 15. Les premières contractions sont plus intenses que les dernières.

La respiration devient trois fois plus rapide, les pulsations cardiaques doublent de nombre et la tension artérielle augmente d'un tiers de sa valeur initiale.

Pendant l'orgasme, le mamelon et l'aréole (complexe aréolo- mamelonnaire) participent de façon visible, par des petites ondulations, visibles à l'oeil nu, représentant le seul signe visible de l'orgasme féminin.

L'orgasme est l'apogée du cycle sexuel de réponse. Il est le plus court des phases et dure généralement seulement quelques secondes.

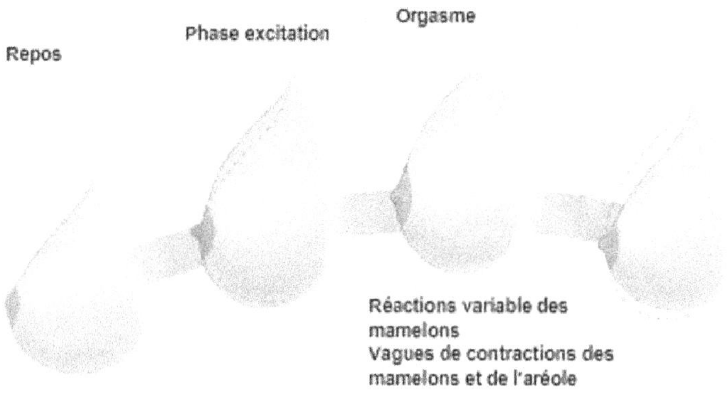

Les caractéristiques générales de cette phase :

- Les contractions musculaires involontaires commencent.

- La tension artérielle, la fréquence cardiaque, et la respiration sont à leurs taux plus élevés, avec une prise rapide de l'oxygène.

- Spasme des muscles de pieds.

- Un dégagement soudain et puissant de tension sexuelle.

- Les muscles du vagin se contractent. L'utérus subit également des contractions rythmées

- Une éruption, rougeur ou « éclat de sexe » peuvent apparaître sur du corps entier.

La phase de résolution de la réponse sexuelle chez les femmes

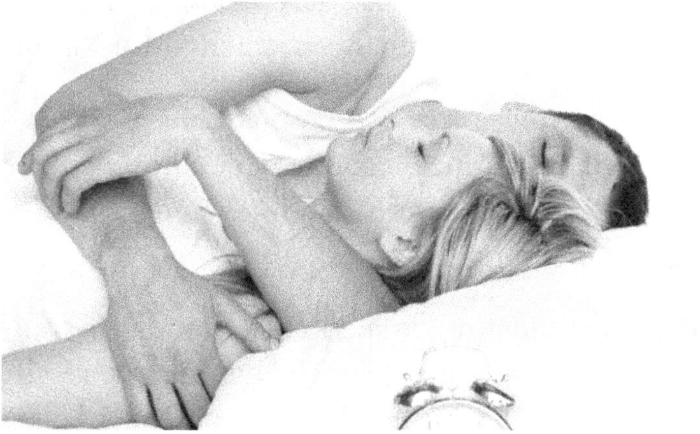

Durant la phase de résolution, le corps de la femme revient à son état avant l'excitation.

Ce retour se produit rapidement durant les 20 ou 30 secondes après l'orgasme mais les sensations de paix, de satisfaction, et de détente peuvent durer longtemps.

De nombreuses femmes décrivent, durant cette phase, leurs besoins d'être caressées, embrassées, et rassurées et considèrent ce geste comme un témoignage d'intimité partagée dépassant le contexte sexuel vers un contexte émotionnel.

Pendant cette phase de résolution, clitoris revient sa position initiale, il se rétracte, se dissimule sous le capuchon clitoridien.

Cette attraction se produit rapidement. Le gonflement de la taille et de diamètre de gland du clitoris disparaît progressivement, cela peut durer 5 à 10 minutes selon Masters et Johnson, dépasse rarement des 15 minutes.

Chez la femme entrée dans la phase du plateau et qui n'a pas eu d'orgasme, le gonflement clitoridien et sans érection peuvent durer des heures après la fin de la stimulation érotique.

En cas d'éjaculation, le sperme s'accumule au fond du vagin formant ce qu'on appelle une piscine séminale. Pendant la résolution, le col utérin est plongé dans cette piscine ce qui facilite l'immigration des spermatozoïdes vers l'utérus et puis vers les trompes.

De nombreuses femmes transpirent abondamment pendant la fin de la résolution. Les seins perdent progressivement leur augmentation de taille, et reviennent à leur taille habituelle.

Les mamelons perdent leur érection, se rétractent.

L'aréole retrouve sa taille normale sa couleur avant l'excitation.

La phase de résolution concernant les seins dure approximativement 5 à 10 minutes.

Pendant la phase de la résolution, les femmes décrivent de nombreuses émotions associées au rapport sexuel, une sorte d'intimité aiguë, un besoin d'union avec le partenaire.

De nombreuses femmes soufrent psychologiquement et émotionnellement en cas d'abandon de leurs partenaires en phase de résolution.

Un homme qui se sépare abruptement d'une femme après l'éjaculation peut provoquer chez elle un sentiment d'inconfort, d'abandon, un message de consommation sans suite et sans émotions.

Extrait 9:
“Michaël se dévêtit et rejoignit Emmanuelle, au milieu des antigones et des jasmins tombés qui embaumaient la vasque. Ils se laissèrent flotter, pris parfois aux rets de longues tiges aquatiques, ou jouant à plonger sous les feuilles natantes, géantes et plates, de ces nénuphars que l’on dit capables de porter le poids d’un homme. Le prince était parti. Ils se serrèrent l’un contre l’autre. Les sens d’Emmanuelle s’émurent à effleurer la verge longue et dure comme une flûte qui disait le désir de l’homme. Il tenta de lui faire l’amour dans l’eau : avec maladresse, parce que leurs corps glissaient et qu’il était trop impatient et trop fort ; il réussit cependant à s’enfoncer et à la faire crier, de plaisir et de douleur mêlés. Elle demanda grâce et qu’il lui permît de regagner le bord. Là, elle le caressa de sa langue et de ses doigts, de son ventre et de ses cuisses, et entre ses seins, qu’elle pressa l’un contre l’autre afin que le pénis fût bien serré entre eux, comme dans un vagin de vierge. Elle tira, à la fin, de longs jaillissements de semence épaisse, si abondants qu’ils emplissaient presque la double coupe de ses mains. Elle la porta à ses lèvres, puis la tendit à son amant.

- En veux-tu ?

Il fit signe que non, en riant, mais il approcha sa joue de la sienne pour la regarder boire, et les cheveux humides d’Emmanuelle couvrirent leurs épaules, faisant une seule tête à leurs corps jumeaux. Puis, comme elle avait froid, il s'étendit sur elle de tout son long, et ils se dirent des mots d'amour. Orion est au-dessus d'eux, avec son glaive éclaboussé de nébuleuses et les gemmes de sa ceinture, dont Emmanuelle se répète la formule cabalistique : Anilam, Alnitak, Mintaka…

Sa pensée se dilue dans un rêve.

Emmanuelle Arsan p 101 et 102 , Emanuelle, L'antivierge,"

Ce qui influence la réponse sexuelle féminine

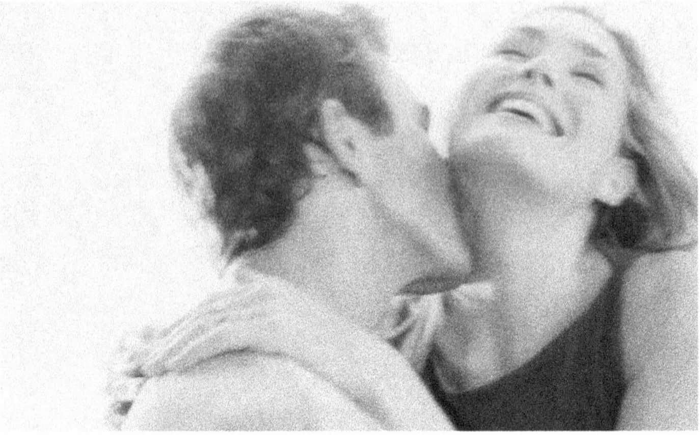

Le désir sexuel

Le désir sexuel se produit quand nous recevons une stimulation érotique qui nous excite sexuellement. Il n'existe aucune explication valable sur le déclenchement du désir sexuel. Parfois le regard d'un étranger, ou parfois les jambes d'une femme dans la rue, parfois un mot ou un parfum.

Chez les hommes et les femmes, le désir sexuel est inspiré par un mélange d'émotion, d'histoire personnelle, de préférence et des besoins. Le désir sexuel dans un contexte approprié déclenche une motivation sexuelle elle qui invitait les hommes et les femmes à autoriser le déclenchement de la première phase de la réponse sexuelle : la phase d'excitation.

Cette autorisation peut dépendre de nombreux facteurs : la culture de la personne, le contexte, les conséquences. En cas de désir sexuel jugé inapproprié, le cerveau va empêcher la réponse sexuelle.

En cas de désir sexuel autorisé, le cerveau déclenche la réponse sexuelle dans sa phase d'excitation, en ordonnant au système nerveux de libérer des hormones qui vont influencer les organes.

Le développement psychosexuel de l'homme et de la femme se fait de façon différente. Le désir sexuel de l'homme est stimulé continuellement, d'une façon constante par son imagination, et

par ses hormones, les androgènes.

Les femmes ont d'autres parcours de développement psychosexuel. Une femme doit apprendre à six découvrir son corps et ses besoins. Les pulsions sexuelles sont moins pressantes à la puberté

chez la fille que chez le garçon.

L'apprentissage de la sexualité est progressif chez la femme, de même que la présence du désir sexuel. La culture à travers les siècles n'a pas valorisé le désir sexuel féminin.

Au contraire, les femmes étaient invitées à dissimuler leur désir et leurs pratiques sexuelles. Les traces de cette éducation continuent à être présentes, les femmes mentent régulièrement sur le nombre de leurs partenaires, sur leurs pratiques sexuelles pour éviter la stigmatisation sociale et la dévalorisation.

Le comportement sexuel masculin est culturelement valorisé.

De nombreuses publications pensaient que la nature du désir masculin favorisait la distinction entre sexe et amour, entre sexe et sentiment. Le comportement sexuel féminin en Occident, aujourd'hui, dément nettement ces théories.

L'amélioration de la condition féminine, économique et sociale, a modifié en profondeur le comportement sexuel féminin.

Les femmes multiplient les partenaires sexuels. Le nombre des partenaires sexuels entre les hommes et les femmes est presque identique dans la jeune génération. L'âge moyen du premier rapport sexuel est identique. Le comportement sexuel hédoniste (sexe occasionnel sans engagement) est aussi répandu chez les femmes que chez les hommes.

Certaines femmes sont également clientes de la prostitution masculine, et du tourisme sexuel.

La stimulation érotique

Notre environnement est riche en signaux sexuels, en symbole, en stimulation dont nous interprétons selon nos propres schémas. L'excitation sexuelle commence par la stimulation. Cela exige une réception adéquate de cette stimulation. La signification et l'interprétation d'un signal érotique est une affaire personnelle chez les hommes et chez les femmes. Ce que certains considèrent comme sexy érotique, d'autres peuvent le considérer comme laide ou stupide.

L'érotisme implique une expérience sensorielle impliquant des stimulations sexuelles appropriées.

Un homme peut juger une femme attirante. Il suffit que cette femme change de coiffure ou d'habillement pour que l'homme à la juge moins attirante. Il est important aussi que cet homme soit réceptif aux charmes de cette femme. Cette réceptivité échange selon le contexte, et selon l'état psychologique de cet homme. Cette attirance est influencée par la culture, par la personnalité, et par les besoins de cet homme.

La stimulation sexuelle est une association entre une stimulation, et les sensations agréables.

Cette association commence tôt dans la vie, progresse avec les expériences et apprentissage.

Durant l'adolescence, les stimulations sexuelles ont une influence forte, s'agissant des images, des films ou des textes. La force de ses stimulations adolescente est modérée avec l'âge et la maturité les expériences, la compréhension de ses propres besoins, et par un système personnel de valeur. En d'autres termes, ce qui érotique un moment de notre vie n'est pas érotique pour toujours, ou pour d'autres moments de notre vie.

Dans ses études, Barry W. McCarthy (1987, 1995) suggère que nous pouvons augmenter notre érotisme personnel en prenant le temps de l'analyser et de le comprendre. Une personne confiante

devient attirante, une personne à l'aise dans son environnement est plus capable de stimuler sexuellement et érotiquement qu'une personne hésitante mal à l'aise.

Les émotions jouent un certain rôle dans l'excitation sexuelle, l'intimité émotionnelle peut avoir un rôle important dans la sexualité féminine.

Facteurs psychologiques de l'excitation sexuelle

L'excitation sexuelle et le déclenchement de la réponse sexuelle sont influencés par de nombreux facteurs psychologiques. L'importance des facteurs psychologiques dans l'excitation sexuelle

(le début de la réponse sexuelle) a incité à l'élaboration de schéma de réponse sexuelle prenant en compte le lien entre l'excitation sexuelle et les émotions.

Le modèle de réponse sexuelle de Kaplan commence par l'idée du désir, qui implique des facteurs psychologiques et émotionnels. L'excitation sexuelle est donc initiée impérativement par le désir.

Dans certaines études, on regroupe ces facteurs psychologiques sous le terme de motivation sexuelle, dans d'autres études, on utilise le terme énergie sexuelle (Bancroft, 1983).

Les études confirment que l'excitation sexuelle étaient plus élevées quand le contenu érotique était franchement sexuel, et que l'excitation sexuelle était faible dans le contenu érotique penchait vers les thèmes comme attachement, amour et romance.

L'excitation sexuelle était plus élevée quand l'homme ou la femme joue un rôle autoritaire pour obtenir ou initiés l'action sexuelle.

Les femmes avaient plus d'excitation sexuelle en cas de stimulation contenant un rôle féminin autoritaire, les hommes avaient plus d'excitation sexuelle en cas de stimulation contournant un rôle masculin dominant. Un nombre important des femmes appréciaient le rôle masculin dominant (Garcia 1984). Il ne s'agit pas d'une tendance masochiste ou une recherche de pouvoir, mais plutôt être excité par an rôle actif et déterminant dans la rencontre sexuelle.

Wells (1990) a évalué la stimulation érotique, il a trouvé une différence entre les homosexuels et les hétérosexuels, dans l'utilisation des mots et des métaphores pour décrire les organes sexuels, et l'acte sexuel.

Les homosexuels utilisent plus des mots érotiques pendant leur action sexuelle, et plus des mots argotiques pour décrire les organes et les pratiques sexuelles que les personnes hétérosexuelles.

Il a noté également une différence de communication sexuelle entre les couples homosexuels et hétérosexuels.

Sigmund Freud a cru à la présence d'une énergie sexuelle. Il a appelé libido. Les facteurs d'excitation sexuelle sont des facteurs psychologiques qui déclenchent la réponse sexuelle.

Il existe de nombreuses études cherchant à éclaircir le rôle de ces facteurs dans l'excitation sexuelle en utilisant des stimulations érotiques comme des bandes de son, films érotiques ou fictions érotiques.

L'importance des facteurs psychologiques dans la réponse sexuelle explique le caractère unique de chaque réponse sexuelle de chaque individu. Le modèle de Masters et Johnson donne l'impression que la réponse sexuelle est une réaction physiologique identique. Il s'agit d'une fausse impression.

Les besoins sexuels, les souvenirs, des fantasmes, les sentiments jouent un rôle déterminant dans la réponse sexuelle dans la phase d'excitation sexuelle, ou dans la phase du désir selon le modèle de Kaplan.

Les fantasmes jouent un rôle dans la réponse sexuelle, dans la phase du désir ou d'excitation sexuelle, comme dans la phase suivante du plateau. Les imaginations sexuelles incluent les fantasmes, les souvenirs, et les expériences précédentes influencent la réponse sexuelle, en augmentant l'excitation.

Certaines personnes certaines personnes ont besoin d'une stimulation par les mots pendant la phase d'excitation ou pendant la phase de plateau pour accéder à l'orgasme, dans un rapport sexuel partagé avec une partenaire, ou pendant une réponse sexuelle initiée par la masturbation.

Les pensées, la perception, et la réponse sexuelle

Le modèle de réponse sexuelle élaboré par Masters et Johnson ne prenait pas en compte l'importance du désir sexuel dans l'excitation. Kaplan a modifié ce modèle en insérant le désir sexuel au début de la réponse sexuelle. Récemment, d'autres modèles ont été développés pour intégrer dans la réponse sexuelle les pensées, la perception, et les facteurs complexes des jugements (facteurs cognitifs). Un modèle plus complexe était développé par David Reed et Eileen M. Palace en 1995. Reed a construit son modèle pour intégrer dans la réponse sexuelle les composantes de stimulation érotique, et les facteurs cognitifs liés à la pensée.

Reed a décrit quatre étapes dans son modèle de réponse sexuelle.

- La séduction (gestes, paroles, comportement),

- La sensation (la personne est réceptive),

- La reddition(orgasme), et

- La réflexion les personnes examinent attentivement leur réponse sexuelle, leurs réactions, et la réponse sexuelle et les réactions de son partenaire).

Ce modèle se concentre sur les changements physiologiques, mais également sur l'influence des facteurs psycho sociaux.

La séduction

Selon Reed, le désir et l'excitation sont essentiels de la séduction qui implique à la fois attirance et charme.

Durant la séduction, les gens s'autorisent la permission de penser et de se sentir sexuellement convoités. Pendant la séduction, la personne est érotisée et érotise l'autre.

Le processus de la séduction comporte donc l'excitation sexuelle qui peut varier dans sa durée, dans son intensité.

Les sentiments de la séduction se développent lentement, accompagnés généralement du désir sexuel, et l'excitation. La séduction est souvent longue, et patiente.

La sensation

L'étape de sensation selon Reed coïncide avec l'étape du plateau de Masters et Johnson. Les gens deviennent durant cette phase concentrer sur l'érotisme, réceptifs aux informations et aux stimulations érotiques de l'autre, à ses paroles, à ses réactions, à son contact, à son odeur. Ces perceptions sont d'origine complexe, cognitives (raisonnées). Les besoins sexuels comme les expériences sexuelles précédentes grand rôle dans la décision et dans l'intensité des sensations.

La Sexualisation du corps de l'autre et de son propre corps est un élément constant de cette phase de réponse sexuelle selon Reed.

Reddition

La troisième étape chez Reed est la reddition. On abandonne la contrainte, on s'abandonne à la jouissance et au plaisir. La personne généralement attentive à la progression de la phase de plateau, détectant les signes de l'approche du moment orgasmique.

Pendant la reddition, c'est un laisser-aller, une expression libre de la réponse sexuelle.

Durant cette phase de reddition, chacun dépose les armes, plus de contrôle conscient ou inconscient. Si l'orgasme est une reddition physiologique (éjaculation, où orgasme féminin), cette reddition pose des questions psychosociales.

Pendant de nombreuses années, les hommes avaient peur de l'orgasme car une perte de contrôle, d'autres qualifiaient orgasme de « petite mort » en raison des réactions physiologiques incontrôlables.

L'orgasme des femmes a été longtemps négligé, considérant les femmes vertueuses incapables d'avoir une reddition si complète. Les manifestations physiologiques de l'orgasme est leur exhibition devant un partenaire peuvent poser des problèmes liés à la pudeur, à l'image de soi.

Nous comprenons ainsi la justesse l'intelligence d'utiliser le terme de reddition dans un modèle de réponse sexuelle.

La réflexion

Dans le modèle de Reed, l'étape finale intègre la réflexion qui coïncide avec la phase de résolution de Masters et Johnson. Ainsi la personne après l'orgasme retrouve tout doucement sa cognition, sa capacité à réfléchir et à évaluer. Après ces moments de perte de contrôle, l'expérience sexuelle est jugée positive ou négative, satisfaisante ou insatisfaisant.

Si l'expérience est accompagnée par des sentiments de honte, de culpabilité, et d'échecs, la personne peut mettre la relation en question.

Si l'expérience est jugée positive, la personne peut recommencer, peut s'attacher, au-delà de la sexualité: l'intimité émotionnelle voire engagement.

Le rôle des pensées et de raisonnement (processus cognitifs) était longuement étudié.

De nombreuses études confirment que regarder des films sexuellement explicites peut provoquer une excitation sexuelle, ou un sentiment d'anxiété ou de culpabilité.

D'autre part, la réponse sexuelle est améliorée dans un contexte de sécurité, ou chaque personne peut accepter la reddition sans risque personnel ou social.

Le modèle de Reed est actuellement le modèle le plus utilisé, le plus évolué pour étudier la réponse sexuelle masculine. D'autres modèles sur la réponse sexuelle féminine ont été développés dans les années 2000.

Ce modèle confirme l'importance de la réflexion, et de l'évaluation dans la réponse sexuelle, et dans la suite de la relation.

Ce qu'il se passe à la fin d'une rencontre sexuelle, c'est-à-dire à la phase finale de la réponse sexuelle compte, et agit sur la décision et la motivation sexuelle. Ce modèle intègre une donnée importante relative à la satisfaction sexuelle.

Le partenaire évalue la réponse sexuelle de son partenaire, sa participation, la compatibilité sexuelle et émotionnelle, pour prendre la décision de continuer, d'arrêter, ou de modifier la nature de la relation ou les pratiques sexuelles au sein du couple.

La réflexion après la reddition accompagne la résolution des manifestations physiologiques, et invite chaque partenaire à faire un petit bilan.

Les émotions qui accompagnent cette phase de réflexion sont jugées importantes par une majorité des femmes, et par un certain nombre d'hommes.

La phase de résolution est rapide chez les hommes, cela leur permet de retrouver rapidement le sommeil, la phase de résolution est plus lente chez les femmes. Pour améliorer la qualité des rencontres sexuelles, il est utile de prendre en compte cette phase de réflexion, de prolonger l'intimité et l'échange après la phase de l'orgasme, d'accompagner son partenaire dans cette phase de réflexion pour éviter une éventuelle frustration, culpabilité ou déception.

Le système nerveux central

Le système nerveux central se compose du cerveau et de la moelle épinière. Ces deux organes jouent un rôle important dans l'excitation sexuelle et dans la réponse. Certains rôles sont simples, d'autres complexes mettant en jeu de nombreux systèmes. Le cerveau et la moelle épinière sont impliqués dans la perception, la pensée et la motivation sexuelle. Ces informations sont analysées dans des zones précises du cerveau. Caresser les seins par exemple produit une sensation nerveuse au niveau des mamelons qui sera véhiculée par les nerfs et la moelle épinière vers le cerveau où elle sera traitée comme une sensation agréable à connotation sexuelle.

Dans certains cas, la moelle épinière se charge de la réponse sous forme de reflex, dans ce cas, il s'agit d'un reflex involontaire comme l'éjaculation ou la lubrification vaginale.

Dans le cerveau, il existe des structures spécialisées pour le recueil des ces informations, ces structures sont nommées noyaux. Par exemple, dans une stimulation manuelle du gland, les cellules nerveuses vont transmettre par les nerfs, vient la moelle épinière, des informations, qui vont monter vers les noyaux dans le cerveau.

De retour, les cellules nerveuses présentes dans les parois des artères du pénis vont recevoir l'ordre de relâcher les fibres musculaires, et de remplir le corps caverneux du sang produisant ainsi une érection.

Dans ce circuit, l'érection devient un acte involontaire. Comme toujours, le cerveau supérieur peut contrôler plus au moins les réflexes et les fonctions de la moelle épinière. Les mécanismes de raisonnement et de la pensée (les facteurs cognitifs) contrôlent les réflexes et les structures responsables de la réponse sexuelle.

La différence de réponse sexuelle entre les hommes et les femmes résident dans l'influence de ces facteurs cognitifs. Les femmes ont besoin plus d'émotion que les Hommes pour améliorer leur réponse sexuelle.

Une zone particulière nommée le système limbique est responsable dans le cerveau des émotions, et de certaines capacités cognitives. Le cortex cérébral assure la perception des stimulations visuelles, verbales ou tactiles.

L'interprétation de ces informations dans le cerveau va être infuencée par la pensée, la mémoire, et par l'expérience.

Le système nerveux autonome

Comme décrit ci-dessus, les nerfs sensoriels diffusent l'information dans le système nerveux central, et les nerfs moteurs les portent vers le système nerveux central qui les dirige vers les muscles vers les organes.

Il existe un deuxième système nerveux nommé système nerveux autonome qui commande beaucoup de fonction physiologique essentielle dans notre vie comme la tension artérielle, le rythme cardiaque ou la fréquence respiratoire. Certaines de ses activités autonomes sont impliquées dans la réponse sexuelle.

Le système nerveux autonome comporte deux parties : le système nerveux sympathique, et le système nerveux parasympathique. Ce système sympathique est formé des ganglions dispersés dans l'organisme, le système parasympathique est plus présent à proximité de la moelle épinière. Schématiquement, les fonctions sympathiques sont contrées par les fonctions parasympathiques et vice versa.

Le système nerveux sympathique est impliqué dans les comportements du combat. Il nous prépare pour les urgences, les confits, pour assurer la survie.

Le système sympathique augmente la fréquence cardiaque, la tension artérielle, la fréquence respiratoire en utilisant des hormones comme l'adrénaline et la norépinephrine.

En revanche, le système nerveux autonome parasympathique va contrer ces actions, pour remettre le corps au repos en ralentissant le rythme cardiaque, en abaissant la tension artérielle et musculaire.

Le système nerveux autonome est impliqué dans la réponse sexuelle, dans la lubrification vaginale, dans l'érection, et dans l'orgasme. Le système nerveux central intervient dans l'interprétation et la réponse aux stimulations sexuelles, le système nerveux autonome intervient dans l'organisation des manifestations physiologiques de la réponse sexuelle.

Hormones et la réponse sexuelle

Durant plusieurs années, le système nerveux et le système endocrinien responsable de la sécrétion hormonale ont été séparés. Les données scientifiques ont confirmé que ces deux systèmes sont entièrement liés.

On parle de système neuroendocrinien ou le système nerveux influence les sécrétions hormonales qui vont à leur tour modifier les fonctions des organes.

Les effets des hormones varient selon les hormones, dont les organes. L'adrénaline par exemple, augmente le rythme cardiaque. En cas d'excitation sexuelle, ou en cas de préparation défensive, ou en cas de colère, le cerveau ordonne la libération de l'adrénaline pour accélérer le rythme cardiaque.

Les hormones sexuelles sont les hormones responsables de développement du fonctionnement de certains organes impliqués dans la sexualité.

Par exemple, les testicules chez l'embryon masculin vont secréter des androgènes (testostérone) pour assurer la différenciation sexuelle de l'embryon, qui deviendra un garçon. L'absence de ces androgènes dans la vie utérine fera un embryon de sexe féminin.

La testostérone est l'hormone sexuelle plus étudiée quand il s'agit du désir sexuel, et de réponse sexuelle. Elle est produite par les testicules, et en petite quantité par les ovaires et par la glande surrénale.

La testostérone est plus abondante chez les hommes que chez les femmes. Elle est considérée comme responsable du désir sexuel humain.

Le cerveau déclenche le désir sexuel à travers les facteurs cognitifs incluant la pensée, des images, des souvenirs, des fantasmes.

La testostérone est la traduction chimique de ce désir sexuel, qui va influencer les organes.

L'absence de testostérone est synonyme d'absence de désir sexuel. La puberté chez les adolescents ne s'accompagne par une augmentation de la testostérone, produisant un intérêt grandissant pour la sexualité.

Si le rôle de la testostérone est bien étudié chez les hommes, le déclenchement du désir sexuel chez les femmes est mal connu. Les hormones féminines comme l'œstrogène ou la progestérone ne semblent pas jouer un rôle direct dans le déclenchement du désir sexuel féminin. (Bancroft, 1984). Par contre, la testostérone joue un rôle déterminant dans le désir sexuel et l'excitation sexuelle chez la femme.

Après la ménopause, le traitement hormonal substitutif par œstrogène et progestérone ne permet pas aux femmes de retrouver leur niveau de désir sexuel. Une dose de testostérone peut améliorer la baisse du désir sexuel et la phase d'excitation après la ménopause.

Cependant, le traitement par la testostérone ne semble pas garantir le retour du désir sexuel après la ménopause, la dose de ce traitement, les préparations disponibles sont en cours d'étude.

Expérience sexuelle et réponse sexuelle

Est-ce que les personnes ayant eu de nombreuses expériences sexuelles ont une excitation sexuelle est une réponse sexuelle rapide et plus aisée que les personnes sans expérience ?

Cette question a été étudiée par de nombreuses équipes de recherches. Dans son étude, Kilmann a exploré la réponse sexuelle chez trois groupes : vierges et puceaux, personnes ayant eu 1 à 5 expériences sexuelles, et le groupe de personnes ayant eu le plus de six expériences sexuelles.

Les résultats étaient sans appel : les personnes ayant eu plus d'expérience sexuelle n'ont pas plus de réponse sexuelle aisée ni plus intense. Autrement dit, il n'existe pas un lien entre la réponse sexuelle et l'expérience sexuelle.

Dans une autre étude, Laan a tenté d'étudier si la conscience de l'excitation sexuelle coïncide avec une excitation sexuelle réelle. La réponse était également sans appel : Oui. Quand les femmes et les hommes pensent être sexuellement excités, chez les hommes on retrouve le début de l'érection, et chez la femme on retrouve le début d'érection des mamelons et le début de la lubrification.

Dans d'autres études, on observe que les femmes utilisent cette conscience d'excitation sexuelle comme un moyen de sélection.

Quand la femme pense qu'elle est excitée, elle devient plus réceptive à la stimulation érotique, elle choisit le partenaire qu'il l'excite plus.

D'autre part, de nombreuses études soulignent que la sexualité partagée avec un partenaire est jugée plus excitante, la réponse sexuelle en cas de la présence d'un partenaire est plus aisée, plus intense, et plus satisfaisante. Davidson, et Cox ont étudié la réponse orgasmique chez les femmes par rapport à l'orgasme de leurs partenaires. Une majorité des 700 femmes étudiées ont déclaré éprouver l'orgasme après l'orgasme de leurs partenaires.

Ce décalage orgasme est jugé moins satisfaisant, accompagné d'un niveau bas du désir physique et psychologique. Dans l'étude de Reinisch, 50 à 75 % des femmes capables d'avoir un orgasme pendant leur masturbation non pas une réponse sexuelle complète, car elles n'arrivent pas à atteindre l'orgasme.

Habitudes

Les habitudes jouent un rôle déterminant dans l'excitation sexuelle dans la réponse sexuelle. C'est un facteur psychologique qui fait son apparition après un certain temps de cohabitation.

Après plusieurs rencontres sexuelles, la réponse sexuelle devient moins aisée, plus courte, et l'orgasme plus rare.

Avec les habitudes et le temps, la stimulation érotique perd de sa force, le désir sexuel s'affaiblit, la réponse sexuelle devient moins satisfaisante.

Le phénomène de l'accoutumance sexuelle est confirmé par de nombreuses études. Koukounas a montré 60 secondes d'un film érotique. Cette projection a été répétée. À partir de 19ème projection du même passage de ce film érotique, il note une absence de réponse sexuelle chez les spectateurs, une absence d'érection.

À partir de 22e projection, l'accoutumance était totale, le film érotique ne produisait aucun effet de stimulation érotique.

Ces données sont confirmées par de nombreuses études utilisant plusieurs supports, plusieurs formes stimulation érotique chez les femmes et chez les hommes.

L'accoutumance sexuelle est un phénomène relativement fréquent.

Dans les couples monogames vivant ensemble depuis longtemps, l'activité sexuelle devient rare après un certain temps. Les partenaires se jugent moins désirables, prévisibles et sans charme.

Les magazines et les médias ne cessent de donner de conseils pour épicée et sa vie sexuelle et améliorer son mariage.

La réponse à l'accoutumance (aux habitudes, à la routine) sexuelle n'est pas toujours simple. Le partenaire le plus motivé peut tenter d'améliorer la qualité de la réponse sexuelle dans le couple, sa réussite est conditionnée par la participation de l'autre partenaire.

La réponse à l'accoutumance est de recréer la nouveauté, la curiosité, l'exploration, et de chercher une interaction sexuelle nouvelle. Certains couples modifient leurs pratiques sexuelles cherchant dans les nouvelles pratiques une stimulation nouvelle, comme des jeux érotiques, des massages, d'autres cherchent à modifier le contexte en voyageant ou brisant la routine dans le couple, dans des cas moins fréquents, le couple rencontre d'autres partenaires ou cherchent des solutions à l'extérieur du couple.

Émotions et la réponse sexuelle

La réponse sexuelle humaine est largement influencée par les facteurs psychologiques.

Les émotions négatives comme l'anxiété, oublie, ou dépression modifient le fonctionnement cognitif, le fonctionnement du système nerveux autonome, et peut affecter ainsi la réponse sexuelle.

De nombreuses personnes consultent pour un trouble de la réponse sexuelle, comme la disparition du désir, ou l'absence d'excitation sexuelle, pour découvrir qu'il s'agit d'un problème psychologique, ou d'une dépression. Les médicaments utilisés dans le traitement de la dépression et de l'anxiété altèrent également la réponse sexuelle.

Il est difficile de faire des études précises sur ce sujet étant donné l'impossibilité de quantifier les émotions, et de l'impossibilité de les étiqueter avec précision.

D'une façon générale, toutes les études confirment que les personnes préoccupées par des émotions négatives ont des difficultés à manifester leur désir sexuel, et des difficultés à avoir une réponse sexuelle satisfaisante.

Une étude a démontré que les personnes déprimées réagissent moins à la projection des films érotiques, à la stimulation érotique, et on une durée d'excitation sexuelle moins longue que les personnes en bonne santé psychologique.

Dès l'origine, Masters et Johnson ont décrit l'impact négatif de l'anxiété sur la réponse sexuelle, de même l'incidence négative de la dépression sur l'excitation sexuelle.

Un autre chercheur Meisler a constaté que les hommes déprimés avaient une érection moins importante que les personnes déprimées, une excitation sexuelle plus faible, est une réponse sexuelle partielle parfois sans orgasme. Les mêmes résultats ont été constatés chez les femmes, ou la dépression dire le désir sexuel, la phase d'excitation avec manque de lubrification vaginale, et la phase d'orgasme.

Les autres émotions négatives comme la colère contre sa partenaire peuvent jouer un rôle dans la réponse sexuelle.

L'étude de Bozman confirme que la colère chez les hommes modifie la réponse sexuelle, pouvant accélérer l'arrivée de l'éjaculation, ou stopper la réponse sexuelle avant l'apparition de l'éjaculation.

Le sentiment d'insécurité modifie également la réponse sexuelle chez les hommes et les femmes.

Le sentiment de sécurité psychologique est important pour une réponse sexuelle satisfaisante.

Les conditions de sécurité psychologique relatives à la sexualité sont:

- deux personnes désirant une expérience sexuelle, volontairement, sans obligation.

- deux personnes ayant une communication confortable sur la sexualité, avant, pendant, après l'acte sexuel.

- deux partenaires n'ignorant aucune conséquence de leur rencontre sexuelle, informés des risques liés à la sexualité.

- deux partenaires convaincus du respect mutuel et de l'absence de jugement, avant, pendant, et après la rencontre sexuelle.

- deux partenaires sachant qu'ils peuvent rester

indépendants après la rencontre sexuelle, construire une relation ou un couple, ou cesser tout contact sans conséquence personnelle ou sociale.

La Motivation sexuelle

Le terme motivation sexuelle désigne un comportement global favorable et encourageant toute action capable d'assurer une satisfaction du désir sexuel. Ce terme est utilisé dans les études sexologiques pour analyser le fondement psychologique d'un désir sexuel ou d'une activité sexuelle.

La motivation sexuelle pose la question suivante : pourquoi une femme répond favorablement à l'invitation d'un homme pour partager une rencontre sexuelle. Pourquoi un homme répond favorable ment à l'invitation d'une femme pour satisfaire son désir sexuel, que motive la personne qui cherche la satisfaction sexuelle ?

La motivation sexuelle est un sujet complexe, elle est parfois déclenchée par la présence d'un amant, parfois par des circonstances favorables à la détente et aux loisirs comme les fêtes, les vacances, et parfois dans un contexte plus particulier comme les cérémonies de mariage ou de nombreux partenaires décrivent une ambiance favorable à la rencontre et à la motivation sexuelle.

La motivation sexuelle peut naître également d'une façon spontanée, dans un état particulier encouragé par les fantasmes ou des représentations suggestives comme la réponse à une stimulation sensuelle qui devient érotique et qui déclenche une réponse sexuelle.

La motivation sexuelle est un ensemble de facteurs psychologiques, émotionnels, et hormonaux qui encouragent la personne à prendre la décision de participer à une rencontre sexuelle.

La motivation sexuelle dans le couple est différente, c'est une réponse à des stimulations sexuelles plus routinières, dont la répétition peut parfois altérer leur efficacité. Le problème de la démotivation sexuelle est fréquent dans certains couples, vécu péniblement, peut être à l'origine de nombreuses séparations.

La motivation sexuelle hors du couple répond à de nombreuses stimulations et à des nombreuses inhibitions. Il existe de nombreux modèles théoriques pour expliquer la motivation sexuelle, aucun modèle ne peut résumer réellement la complexité de la prise de décision, du consentement et de la participation active dans la rencontre sexuelle.

Extrait 10

“Dans la cabine, Mariette fut la première nue. Mony ne l’avait jamais vue ainsi, mais il reconnut les grosses cuisses rondes et la forêt de poils qui ombrageait son con rebondi. Ses tétons bandaient autant que les vits de Mony et de Cornabœux.

Mariette gloussait comme une poule et titubait comme une grive dans les vignes. Mony avait passé les bras autour d’elle et lui écrasait les tétons. Il admira la beauté d’Estelle dont la dure chevelure décelait la main d’un coiffeur habile. C’était une femme moderne dans toute l’acception du mot : cheveux ondulés tenus par des peignes d’écaille dont la couleur allait avec la savante décoloration de la chevelure. Son corps était d’une joliesse charmante. Son cul était nerveux et relevé d’une façon provocante. Son visage fardé avec art lui donnait l’air piquant d’une putain de haut luxe. Ses seins tombaient un petit peu, mais cela lui allait très bien, ils étaient petits, menus et en forme de poire. Quand on les maniait, ils étaient doux et soyeux, on aurait cru toucher les pis d’une chèvre laitière et, quand elle se tournait, ils sautillaient comme un mouchoir de batiste roulé en boule que l’on ferait danser sur la main.

Guillaume Apollinaire, les Onze mille Verges “

Les sens et la réponse sexuelle

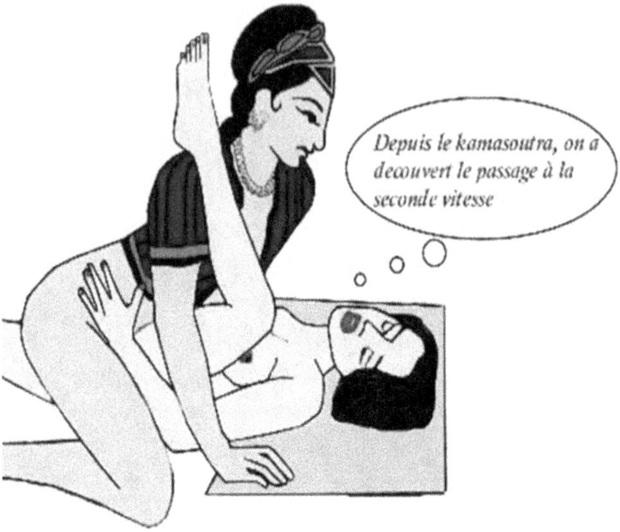

Depuis longtemps, on sait que nos cinq sens sont des moyens performants pour informer le cerveau humain et pour communiquer avec les composantes de cet environnement. La relation entre le cerveau et les sens influence nettement notre sexualité, les perceptions sensorielles sont un aspect fondamental d'une expérience sexuelle.

La vision, l'ouïe, le goût, le contact, et l'odeur sont souvent tous impliqués dans la réception érotique, dans la stimulation érotique, dans l'attirance, et dans la sélection sexuelle.

Les stimulations sensorielles peuvent avoir un effet immédiat, mais le cerveau peut stocker un grand nombre d'images et d'expériences sexuelles dans la mémoire à long terme.

Cette mémoire devient à son tour source de stimulation sexuelle et de fantasmes, influence la recherche du partenaire et les besoins sexuels. D'autre part, la mémoire à long terme influence Les perceptions courantes, empêche ou modère la stimulation sexuelle et le comportement sexuel.

La vision et la réponse sexuelle

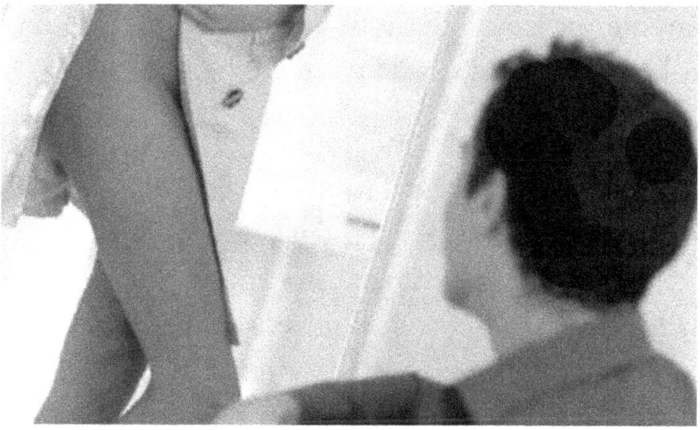

Le cerveau humain se distingue par sa capacité à interpréter les stimulations visuelles, comme des informations complexes, et symboliques selon le contexte. Des zones entières du cerveau humain sont dédiées à l'interprétation des stimulations visuelles, au stockage des images, et aux liens entre les images et les autres informations.

L'exposition du corps nu, ou des organes génitaux peut être une stimulation visuelle érotique ou sexuelle. Cette stimulation joue également un rôle dans la sélection du partenaire, les vêtements, et les sous-vêtements se jouent un rôle dans la présentation sexuelle du corps, accentuant l'attirance sexuelle, en montrant certaines parties du corps (seins, jambes et en dissimulant d'autres.)

La stimulation visuelle exige une réceptivité. Cette condition est influencée par le contexte, si l'habillement peut augmenter la désirabilité et l'attirance, il devient problématique en cas de contexte inapproprié.

Les études confirment que la stimulation visuelle peut encourager l'excitation sexuelle dans les deux sexes, à tous les âges, et dans toutes les catégories socioculturelles. Dans certaines études, on suggère que certaines personnes sont plus sensibles à la stimulation visuelle que d'autres, ces personnes peuvent considérer la stimulation visuelle comme un élément déterminant dans leur réponse sexuelle, mais également dans la sélection et le choix du partenaire.

Loin du cliché répandu, les études confirment que la stimulation visuelle n'est pas plus déterminante dans la réponse sexuelle masculine que dans la réponse sexuelle féminine.

Les hommes ne sont pas plus sensibles aux images actualisées que les femmes. (Mosher 1994).

Le toucher et le contact

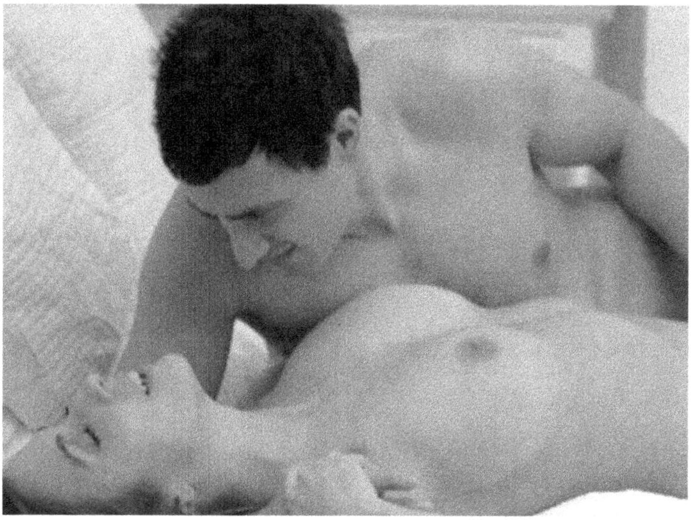

La vision nous permet d'apercevoir ce qui se produit en dehors de nos corps, le toucher permet d'apercevoir les stimulations tactiles au contact de notre corps.

Le contact peut avoir la fonction d'information, mais également la fonction de stimulation érotique, c'est le cas de de nombreux gestes préliminaires, et des massages érotiques.

La peau possède de nombreux secteurs pour une variété de stimulation comme la chaleur, le pincement, la percussion, ou la pression.

Les zones du corps possèdent des sensibilités différentes. La plupart des zones délicates de la peau sont sensibles aux stimulations érotiques, et parfois moins sensibles à la douleur.

Les zones érogènes primaires sont : la bouche, l'anus, les mamelons, et les organes génitaux possèdent un réseau dense et riche de terminaisons nerveuses réceptives des stimulations affectant la surface de la peau. Les expériences sexuelles développent également des zones érogènes secondaires. Certaines personnes sont sensibles aux stimulations tactiles des mains, et pieds, et d'autres zones.

Le clitoris par exemple est un organe sexuel portant plusieurs zones érogènes primaires, sensibles essentiellement à deux stimulations : la percussion et la chaleur, cela explique les effets des vibromasseurs sur le clitoris. Le gland du pénis est une zone érogène primaire sensible à la chaleur et à la pression, ce qui explique les effets de la fellation et de la masturbation sur le gland.

Les études confirment que les humains ont un besoin plus ou moins variable d'être touché, le contact avec les autres semble jouer un rôle dans l'apaisement.

Chez les femmes soufrant d'anxiété ou dépression, le toucher peut avoir un rôle bénéfique . Dans son étude, Hollender a trouvé que l'attirance sexuelle peut être accentuée par le désir d'être touché par le partenaire. Cette attirance au toucher était plus présente chez les femmes chez les hommes.

La perception du toucher indique l'interprétation cérébrale de la stimulation tactile.

Chez les humains, il y a une différence claire entre un contact génital, et non génitale, entre un contact sensuel, et un contact sexuel.

Dans certains cas, le contact sensuel est interprété comme une promesse de plaisir, d'une intimité et d'un partage.

Dans une étude, une majorité des femmes déclare une réaction négative si elles subissent un contact génital non sollicité de la part des femmes ou de la part des hommes.

Un pourcentage moindre des hommes a exprimé cette réaction négative en cas de contact génital non sollicité par les femmes, ce pourcentage est plus élevé en cas de contact génital non sollicité par les hommes.

Le contact sexuel dépend donc de la réceptivité, du contexte, de son caractère consensuel, sollicité, ou imposé.

L'Ouïe et l'Audition

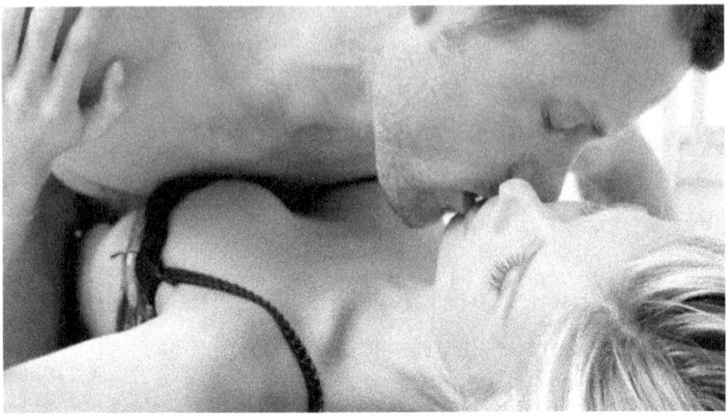

Les sons et les bruits jouent un rôle non négligeable et complémentaire aux rôles de la vision et du toucher dans l'interaction sexuelle, dans l'excitation sexuelle et dans la réponse sexuelle. Ce rôle de l'audition est majoré dans la sexualité humaine en raison de son lien avec le langage.

Par ce sens, on reçoit la communication verbale, les compliments, les expressions d'affection, et les mots chargés de signification érotique ou sensuelle. L'importance des sons et des bruits dans la réponse sexuelle varie selon les personnes, et selon l'interaction entre les deux partenaires.

Les expressions sonores du plaisir sexuel peuvent encourager le désir de l'autre partenaire, de créer une réponse sexuelle plus rapide et plus intense.

Les hommes et les femmes apprécient les compliments et les éloges relative à leur capacité de séduire, relatives à la sexualité est expériences sexuelles en cours.

De nombreuses études confirment que de nombreux hommes et nombreuses femmes apprécient l'éloge verbal pendant la rencontre sexuelle, mais également l'utilisation des mots grossiers et crus.

Dans une étude, l'utilisation de ces mots crus partis des fantasmes de certains.

La communication sexuelle joue un rôle important dans la qualité et l'intensité de leurs réponses sexuelles, de même dans l'expression de l'intimité.

A travers la communication, les besoins et les désirs sont exprimés, l'excitation sexuelle et la réponse sexuelle sont verbalisées permettant à l'autre partenaire d'avoir une idée précise sur la réponse sexuelle de l'autre.

Il existait dans le temps des services téléphoniques à caractère sexuel ou pornographique et dont le but était d'entamer une excitation sexuelle à travers les mots, les bruits, les fantasmes.

Odeur

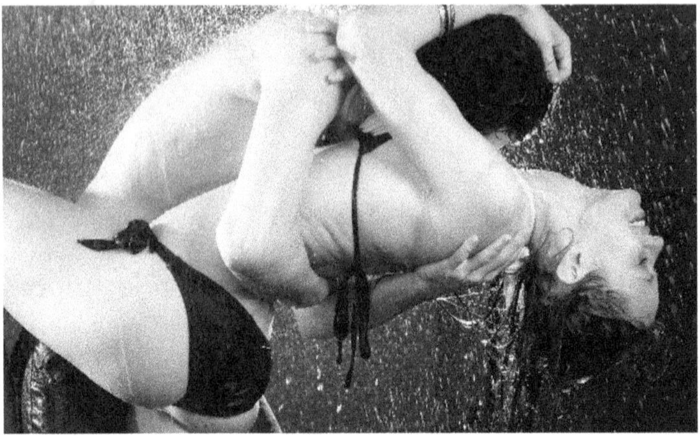

Les gens aiment les odeurs agréables comme l'odeur de la propreté surtout que la propreté est considérée comme indispensable à toute intimité sexuelle.

Depuis toujours, les humains utilisaient les parfums pour lutter contre les odeurs corporelles. Il est évident que le fait de sentir bon est une chose importante pour une majorité des gens.

Les phéromones sont des hormones aéroportées dont les effets sont identifiés chez l'animal mais sans certitude pour le moment sur leurs rôles dans la sexualité ou dans l'attirance humaine.

Ces agents chimiques agissent en tant qu'attirants sexuels, mais aussi comme des signaux chimiques de danger ou pour marquer les territoires.

La possibilité que des phéromones humaines peuvent servir dans l'attirance sexuelle demeure un sujet d'étude et d'investigation.

On pense que ces signaux olfactifs existent pendant les règles, dans les sécrétions vaginales et pendant l'ovulation. Il existe dans l'organisme humain des glandes nommées apocrines, situées sous la peau, concentrées particulièrement dans les aisselles et autour des organes génitaux. Ces glandes sont sensibles aux hormones sexuelles.

Les androgènes (testostérones) augmentent leurs sécrétions, les œstrogènes diminuent leurs sécrétions. Les changements hormonaux qui accompagnent le cycle menstruel ou l'ovulation expliquent en partie les changements d'odeurs corporels chez la femme pendant ce cycle.

Dans son étude, Kohl note que les Afro-américains ont plus des glandes apocrine que des Caucasiens, les Caucasiens ont plus que des Asiatiques.

Les femmes japonais n'ont presque pas de glandes apocrine sur le mont de vénus et sur les petites lèvres, elles ont peu de glandes apocrines sur les mamelons.

Si les glandes apocrines sont responsables de certaines odeurs sexuelles, leur rôle dans l'attirance sexuelle demeure un sujet de discussion.

Extrait 11

“Il avait sorti son mouchoir de la poche et il avait essuyé le sang qui avait coulé le long de ses cuisses. Ensuite, avant de partir, il avait remis un coin de ce mouchoir ensanglanté dans sa bouche, sans dégoût et avec sa salive il avait essuyé une nouvelle fois les taches de sang séché. Que dans l'amour les différences puissent s'annuler à ce point, elle ne l'oublierait plus. C'était lui qui l'avait rhabillée parce qu'il avait vu que manifestement, elle n'avait ni envie de se rhabiller ni envie de se relever pour s'en aller. »

Marguerite Duras, *Barrage contre le pacifique* “

« Il devient brutal, son sentiment est désespéré, il se jette sur moi, il mange les seins d'enfant, il crie, il insulte. Je ferme les yeux sur le plaisir très fort. Je pense : il a l'habitude, c'est ce qu'il fait dans la vie, l'amour, seulement ça. Les mains sont expertes, merveilleuses, parfaites. J'ai beaucoup de chance, c'est clair, c'est comme un métier qu'il aurait, sans le savoir il aurait le savoir exact de ce qu'il faut faire, de ce qu'il faut dire. Il me traite de putain, de dégueulasse, il me dit que je suis son seul amour, et c'est ça qu'il doit dire et c'est ça qu'on dit quand on laisse le dire se faire, quand on laisse le corps faire et chercher et trouver et prendre ce qu'il veut, et là tout est bon, il n'y a pas de déchet, les déchets sont recouverts, tout va dans le torrent, dans la force du désir »

Marguerite Duras, *Barrage contre l'amant* “

Réponse sexuelle féminine spécifique

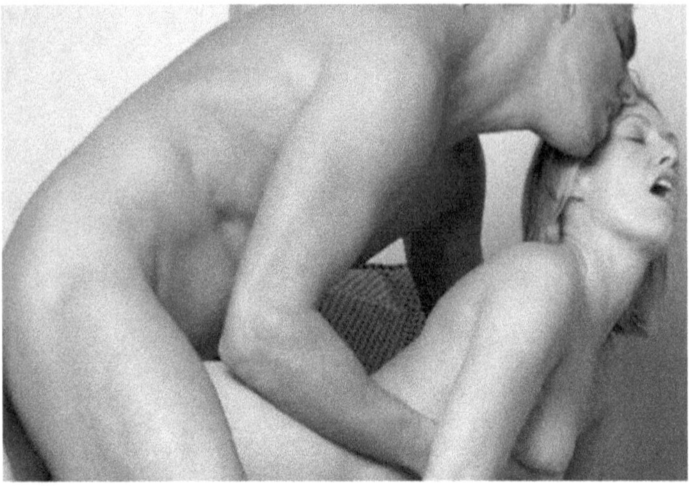

L'expression sexuelle représente un élément important dans le comportement humain, influencé par des facteurs physiologiques et psychologiques, et qui participe à la qualité de vie, et à la vie du couple.

Inventer un modèle de réponse sexuelle féminine capable d'intégrer les facteurs psychologiques et comportementaux est d'une importance majeure pour comprendre le comportement sexuel féminin, et pour aider les femmes ayant des problèmes d'ordre sexuel.

Le modèle linéaire proposé par Masters et Johnson détaille d'une façon minutieuse les modifications physiologiques qui accompagnent leurs réponses sexuelles.

Le modèle de Kaplan puis le modèle de Reed tentent d'intégrer les facteurs psychologiques et émotionnels comme le désir, la séduction, et l'évaluation de la relation, en étant des facteurs déterminants dans la réponse sexuelle féminine.

Ces modèles linéaires n'arrivent pas à expliquer l'importance de l'intimité et de l'interaction dans la réponse sexuelle féminine. Ses modèles sont par ailleurs incapables d'expliquer les difficultés de satisfaction sexuelle exprimées par les femmes dans certains couples.

Cela explique la tentative de Basson à forger un modèle circulaire de réponse sexuelle féminine incorporant l'intimité émotionnelle, et la stimulation sexuelle et leurs relations avec la satisfaction sexuelle.

En 1966, Masters et Johnson ont proposé un modèle linéaire de réponses sexuelles féminines et masculines qui commencent par la phase d'excitation, puis par la phase du plateau, pour arriver à l'orgasme, et se terminé par la résolution.

En 1979, Kaplan a ajouté le concept du désir sexuel à ce modèle.

Le modèle de Kaplan intègre trois phases de réponses sexuelles : désir, excitation et orgasme.

Cependant, le modèle de Kaplan est critiquable quand il s'agit de leurs réponses sexuelles féminines pour de nombreuses raisons :

1- ce modèle, comme celui de Masters et Johnson, suppose que la réponse sexuelle féminine ressemble à la réponse sexuelle masculine.

Dans ce cas, la réponse sexuelle féminine devient anormale ou pathologique.

2- la pratique clinique démontre que la réponse sexuelle féminine est rarement linéaire. Les femmes peuvent avoir des réponses sexuelles variables. Certaines femmes peuvent passer directement de la phase d'excitation à la phase d'orgasme, peuvent avoir un orgasme sans satisfaction sexuelle, peuvent arriver à la satisfaction sexuelle sans orgasme. Les modèles linéaires ne peuvent pas expliquer comment une femme peut être satisfaite sexuellement après des jeux préliminaires, sans orgasme, et parfois sans pénétration. De nombreuses études récentes confirment que le désir sexuel féminin est réellement réactionnel, la réponse sexuelle féminine est souvent une réaction à l'intérêt et au désir sexuel du partenaire, et rarement une réponse initiée par le désir sexuel féminin.

3- les modèles de Masters et Johnson, ainsi le modèle de Kaplan ne prenne pas en compte la relation, le contexte en dépit d'une évidence statistique des scientifiques : la sexualité féminine dépend essentiellement du contexte relationnel. La satisfaction sexuelle féminine ne peut exister dans une relation médiocre ou de mauvaise qualité.

En 1977, Reed a suggéré pour la première fois un modèle de réponse sexuelle féminine intégrant quatre phases : séduction et désir, sensations, orgasme, et réflexion.

Dans son étude, Reed démontre que les expériences sexuelles plaisantes ont été accompagnées par une séduction, par un désir, et que la séduction peut emmener une femme à renouveler son expérience sexuelle à condition que la réflexion qui suit l'orgasme soit positive. Si pendant la réflexion

l'expérience sexuelle ne fournissait pas un plaisir ou une satisfaction, la femme pourrait décider de ne plus renouveler son expérience sexuelle.

Le modèle non linéaire de réponses sexuelles féminines a été élaboré par Basson prenant en compte d'autres facteurs comme l'intimité, et la satisfaction sexuelle.

Ce modèle reconnaît la réponse sexuelle féminine est plus complexe que la réponse sexuelle masculine, moins linéaire, et plus sensible aux facteurs émotionnels.

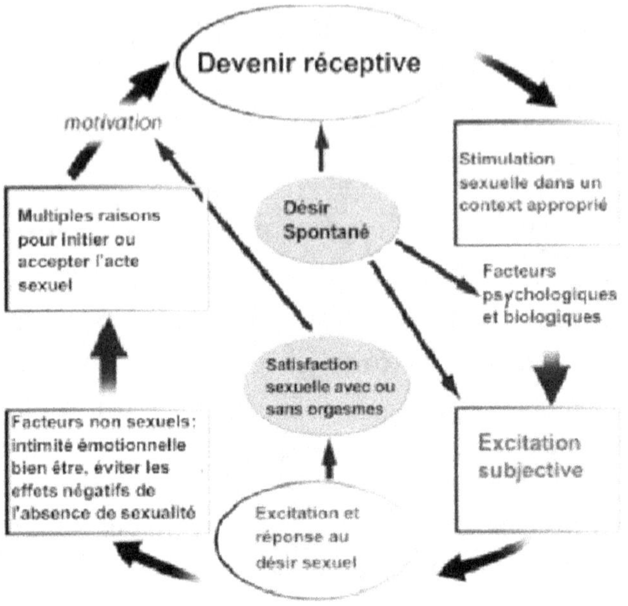

Modèle de réponse sexuelle féminine modifié à partir du modèle de Basson

Selon Basson, les femmes ont beaucoup de raisons pour s'engager dans une activité sexuelle. Bien que les femmes puissent éprouver le désir sexuel en raison de longue séparation, ou en raison de l'absence de sexualité pendant longtemps, la majeure partie des femmes semble chercher dans la sexualité la proximité, l'intimité émotionnelle.

Le modèle de Basson confirme que le but recherché par les femmes n'est pas nécessairement l'orgasme, mais la satisfaction sexuelle. L'orgasme peut améliorer cette satisfaction.

La motivation de la femme à s'engager dans une activité sexuelle est largement plus complexe qu'une question de désir sexuel, cette modulation prend en compte de nombreux facteurs, sociaux, émotionnels, et psychologique.

Une femme peut s'engager dans une activité sexuelle pour exprimer son amour, pour partager le plaisir physique, pour bénéficier d'une proximité émotionnelle et physique, et pour améliorer la relation.

La stimulation sexuelle chez les femmes peut être biologique, physiologique ou psychologique.

La stimulation sexuelle permet aux femmes de sentir leur désirabilité (leur capacité à être désirée) et déclencher une excitation sexuelle subjective.

Une bonne stimulation sexuelle influence directement, chez les femmes, l'orgasme et la satisfaction sexuelle.

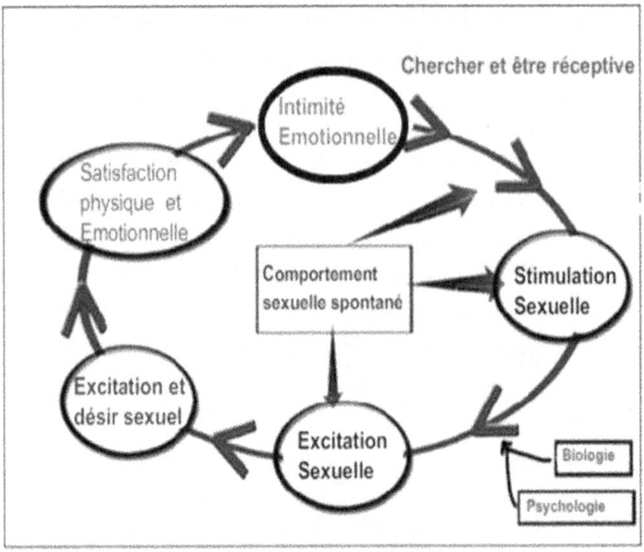

Modèle de réponse sexuelle féminine non linéaire developpé par Basson

Dans son étude, Caïn a étudié les raisons qui poussent les femmes à avoir des relations sexuelles : l'expression d'un amour ou d'assentiment, plaisir, le désir sexuel du partenaire. Les raisons qui poussent les femmes et éviter les relations sexuelles sont : manque d'intérêt, fatigue ou maladie, absence de désir du partenaire, et absence de partenaires.

Au début d'une expérience sexuelle, la femme n'a pas besoin d'avoir un désir sexuel, sa motivation sexuelle est complexe, incluant de nombreuses recherches : la recherche de la proximité émotionnelle, la recherche de l'intimité, la recherche d'être désirable, la recherche à apaiser une anxiété ou un stress.

Quand la femme cherche à être excitée dans une relation sexuelle, elle se concentre sur la stimulation sexuelle fournie par le partenaire.

Si cette stimulation est jugée agréable, dans un contexte approprié (sur le plan social et personnel), la réponse sexuelle de la femme peut avancer vers l'orgasme.

L'excitation sexuelle chez les femmes est influencée par les émotions et les pensées. Cette excitation s'accompagne par la congestion des petites lèvres, augmentation de la tête du clitoris, ouverture du vagin, et la lubrification vaginale.

Ce modèle non linéaire explique l'importance des facteurs psychologiques et biologiques dans la réponse sexuelle féminine.

Il explique également l'absence d'excitation sexuelle en cas de relations médiocres avec un partenaire, en cas de relations dans un contexte inapproprié, en cas de manque d'intimité.

Ce modèle non linéaire explique également l'importance de l'excitation subjective.

Une femme ne peut être excitée sexuellement sans être rassurée sur sa capacité à séduire, et à être désirée.

Cela explique les liens entre la satisfaction sexuelle, l'image de soi, l'image corporelle, et l'estime de soi.

Ce modèle non linéaire permet aujourd'hui de mieux comprendre la réponse sexuelle féminine, et d'être plus efficace pour traiter les troubles sexuels féminins.

Ce modèle ne peut être utilisé sans les autres modèles de Masters Johnson et de Kaplan ; il s'agit d'une approche différente et complémentaire.

Réponse sexuelle Empathique

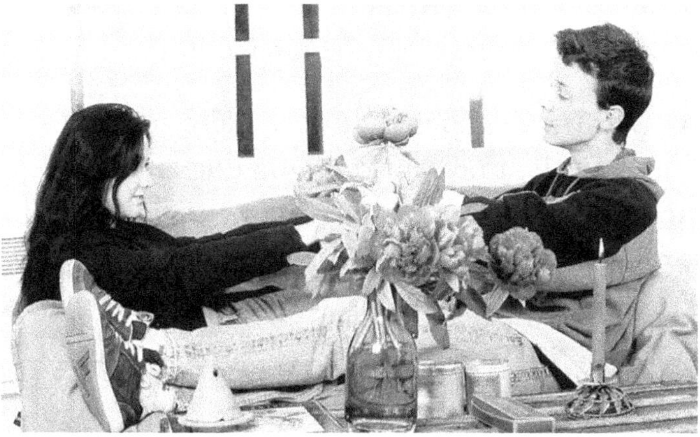

La réponse sexuelle empathique désigne l'augmentation de l'excitation sexuelle comme réponse à l'excitation sexuelle du partenaire, et la diminution de l'excitation sexuelle comme réponse au manque d'excitation sexuelle du partenaire.

Ce concept bien récent va dans le sens des conclusions fournies par les études qui ont forgé le modèle non linéaire de réponse sexuelle féminine.

Dans une étude de 2008, portant sur 722 femmes et 415 hommes, 90,5 % des participants ont confirmé une amélioration de leurs réponses sexuelles et de leur excitation en cas d'une réponse sexuelle adéquate de leurs partenaires.

64,4 % des participants à cette étude ont décrit l'arrêt de leur excitation sexuelle en relation avec le déficit ou l'arrêt de l'excitation de leurs partenaires.

En cas d'arrêt orgasmique, les participants ont souligné une altération de leur vie sexuelle, une insatisfaction globale, une absence ou une raréfaction de l'orgasme.

En cas de bonne réponse du partenaire, les participants hommes et femmes ont souligné une amélioration de leur satisfaction sexuelle, une augmentation de nombre d'orgasmes, et de nombre des orgasmes multiples chez les femmes, avec ou sans pénétration, avec ou sans masturbation.

Une réponse sexuelle négative peut mettre un arrêt à l'excitation du partenaire.

Cela peut se traduire chez les hommes par une perte d'érection, ou par l'incapacité d'entretenir la réponse sexuelle pour la mener à son terme. Dans ce cas, les hommes perdent l'érection ou n'arrive pas à l'éjaculation (phase de résolution de la réponse sexuelle). Chez les femmes, une réponse sexuelle négative peut provoquer un arrêt de la réponse sexuelle, sous forme d'arrêt de lubrification, et absence d'orgasmes.

Cette étude explique comment l'excitation sexuelle peut être contagieuse, mais également comment le déficit d'excitation peut être également contagieux.

Extrait 12

“Il se plaça entre les cuisses de Louise, lui saisit les fesses, les souleva juste assez pour bien mettre en vedette la fente féminine et colla dessus ses lèvres ardentes. Elle laissa faire, regrettant de n'avoir pas demandé auparavant les conditions financières de cette entreprise amoureuse. Elle regardait aussi la tête crépue du banquier penchée sur son ventre et elle avait envie de s'esclaffer. Mais soudain...

Ah ! soudain, comme si on avait touché en elle un ressort secret, elle sentit un frisson inconnu naître et s'étendre. Cela l'envahissait toute et se traînait avec une douceur exquise au long de ses nerfs irrités. Ce fut bientôt délicieux, puis mieux encore, et enfin elle se sentit amenée lentement au paroxysme de la joie. La langue enfoncée dans son sexe, les lèvres caressant le clitoris érigé et les doigts maniant avec délicatesse les fesses et l'anus, Blottsberg faisait jouir Louise de Bescé et ce fut pour elle la vraie révélation de la volupté. Avec un cri de délices elle se renversa, les bras battants, sur les coussins. Elle offrait, les jambes écartées, tout son être à l'enivrant contact. Ah ! immobiliser cette minute délirante... Elle cria :

- Ah ! Ah ! je jouis !...

Renée Dunan, Les Caprices du sexe , 1928”

Orgasme féminin

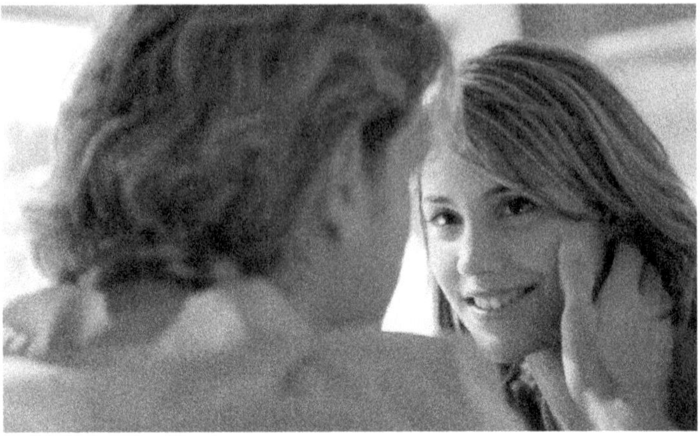

De nombreux auteurs ont commenté et s'étonnent encore de l'abondante littérature qui entoure l'orgasme féminin. Cet orgasme est discuté sur le plan clinique, éthologique, philosophique, physiologique, psychologique, sociologique, et littéraire.

Symons écrit en 1979 : "l'orgasme féminin existe, inspire intérêt, débats, polémiques, l'idéologie, manuels techniques et scientifiques, littérature populaire ou élitiste.

Pourtant, de nombreuses femmes ne connaissent pas cet orgasme, sont à sa recherche pendant chaque acte sexuel."

La nature, ou la sélection naturelle n'a pas favorisé les femmes en leur accordant un orgasme facile. Il n'est pas aisé non plus de définir l'orgasme ou de le cerner. C'est un événement énigmatique, individuel, émotionnel, et physiologique.

L'activité du système nerveux central qui accompagne l'orgasme est encore mal comprise, cela explique que la définition de l'orgasme soit fondée sur les changements physiques signalées ou observées.

En 1981, Levin, Wagner, et Ottesen ont cité 13 définitions disponibles. 20 ans plus tard Mah et Binik (2001) ont répété l'exercice, ils ont trouvé plus de 30 définitions.

Ils ont divisés ces définitions en trois groupes : définitions formulées d'un point de vue biologique, définitions formulées d'un point de vue psychologique, et définitions formulées dans une perspective biopsychologique.

Les auteurs devaient ont conclu qu'il n'existe pas de définition universelle satisfaisante de l'orgasme, que cette définition ne peut exister.

Un problème majeur dans la définition de l'orgasme est l'importance donnée à l'auto-évaluation personnelle, parfois en opposition aux signes physiologiques.

Par exemple, une femme peut avoir les manifestations physiologiques de l'orgasme sans être satisfaite ou sans jouir du plaisir sexuel recherché.

Malgré toutes ces difficultés, il est utile de concevoir une définition opérationnelle de l'orgasme féminin qui englobe les points suivants : l'orgasme chez la femme est une sensation d'intensité variable, transitoire, involontaire, de plaisir intense, avec état altéré de conscience, et contractions rythmiques des muscles de bassin (vagin, utérus, anus), avec un sentiment de bien être et de satisfaction.

Emotion et orgasme

Les émotions sont généralement associées à l'acte sexuel, contribuent à la naissance de l'intimité et de l'excitation sexuelle. La participation des émotions dans l'excitation sexuelle implique l'activation du système nerveux autonome.

Les émotions activent ainsi les centres nerveux responsables de l'excitation sexuelle dans la moelle épinière.

Le rôle de l'émotion ou de l'affecte dans la réponse sexuelle demeure imprécis, certains pensent que les émotions jouent son rôle pendant le contexte de sélection du partenaire sexuel. Un état émotionnel positif (bonne humeur, plaisir) augmente la réceptivité de la personne aux stimulations sexuelles et encourage la sélection du partenaire.

En cas d'état émotionnel négatif comme embarras, culpabilité ou aversion, la réponse sexuelle est inhibée.

Les émotions sont composées de multiples dimensions, la dimension de positivité - négativité, la dimension physiologique, et un processus cognitif capable d'interpréter la situation émotionnelle.

Chaque dimension a le potentiel d'affecter l'excitation sexuelle.

Les émotions positives et émotions négatives affectent d'une façon directe l'excitation sexuelle. L'intensité de l'état émotif est importante aussi. L'émotion négative comme l'embarras peut gêner la réponse sexuelle, un embarras intense peut inhiber définitivement cette excitation sexuelle.

Les émotions affectent l'excitation sexuelle sur plusieurs niveaux selon le contexte. L'état émotionnel d'une personne peut être influencé par les événements indépendants de la situation sexuelle.

Cependant les émotions accompagnant ces événements vont interférer dans l'état de l'excitation sexuelle de la personne.

On peut prendre un exemple d'un problème professionnel qui affecte l'état émotionnel. La personne affectée perdra le désir de partager un acte sexuel en dépit de la qualité de la stimulation sexuelle. C'est aussi le cas des personnes en deuil ou en dépression. Il arrive parfois que les sentiments négatifs augmentent l'excitation sexuelle.

Le rôle des émotions dans l'excitation sexuelle peut être déterminant en cas d'anxiété ou de sentiments négatifs liés à la crainte d'être stigmatisé ou jugé par le partenaire comme l'anxiété de performance.

Cette anxiété peut inhiber l'excitation sexuelle d'un homme face à une partenaire nouvelle, alors que l'excitation sexuelle de la même personne est intacte avec une partenaire familière.

D'autres émotions négatives sont utilisées pour pimenter la vie sexuelle des couples, comme faire l'amour dans des lieux interdits. Dans ce cas, la peur et la crainte joue un rôle stimulant et non pas un rôle inhibant l'excitation sexuelle.

Erotisation et orgasme

L'érotisation est une donnée personnelle capable de déclencher l'excitation sexuelle et entamer ses traductions physiologique comme l'érection ou la lubrification vaginale.

L'érotisation est une expérience sensorielle capable de transformer une stimulation sexuelle en réponse sexuelle, selon la réceptivité de chaque personne. Cette érotisation est généralement conditionnée par un certain nombre de critères personnels. Certains hommes jugent les femmes minces désirables pour des raisons conscientes et inconscientes. Chez ces personnes, une femme ronde à moins de chance d'être érotisée et désirée.

L'érotisation joue un rôle important au début de la réponse sexuelle, et durant la première phase de la réponse celle de l'excitation.

Ce qui caractérise une sensation érotique d'origine visuelle, tactile ou autres, est sa capacité de réveiller dans la mémoire un souvenir agréable ou une promesse de désir.

Les stimulations à caractère sexuel sont multiples, la recherche de la beauté, les vêtements, les nudités et ses formes, l'utilisation des accessoires comme le savon, le parfum, les couleurs peuvent être considérées comme des stimulations sexuelles envoyées aux autres pour déclencher le désir sexuel chez eux et une réponse sexuelle.

La littérature, la musique, cinéma, et d'autres arts peuvent jouer le même rôle. Dans ce cas la stimulation est cérébrale intellectuelle. Il existe d'autres stimulations selon les personnes, comme la personnalité, l'intelligence, l'esprit, le sens de l'humour, la confiance en soi et d'autres.

Ce genre de stimulation varie selon les personnes, et selon leurs critères de sélection du partenaire. Les stimulations peuvent être plus intimes, tactiles, toucher, caresser, ou sensoriels comme le regard, ou gestuelles. La culture ambiante façonne également nos critères d'érotisation en enjolivant des canons esthétiques, en rendant tel aspect plus érotique que d'autres.

Selon les études de Barry W. McCarthy (1987, 1995), l'érotisation augmente chez les personnes qui prennent le temps pour penser à la sexualité.

La personne qui pense plus à la sexualité devient plus réceptive aux stimulations sexuelles et à l'érotisation.

D'autre part, ces études confirment que l'érotisation est plus forte chez les personnes à l'aise avec la sexualité, sans craindre le jugement des autres.

Ces nombreux facteurs capables d'influencer l'érotisation expliquent l'extrême diversité de la réponse sexuelle.

Il est faux de penser que seule une personne jeune mince riche et belle peut avoir des partenaires sexuels, la diversité du désir sexuel et de la réponse sexuelle est une réalité, toute personne peut être désirée par une autre personne.

Les études confirment également que l'intimité émotionnelle est un pilier du désir sexuel, le couple durant cette intimité émotionnelle partage d'une façon réciproque les pensées et les sentiments qui peuvent augmenter l'érotisation et déclencher la réponse sexuelle en libérant chaque partenaire de ses propres peurs, et des contraintes sociales ou culturelles.

Quand un partenaire juge une femme désirable, il signifie qu'il est réceptif aux stimulations sexuelles de cette femme, et il tentera de se mettre en contact avec elle.

Représentation scientifique de l'orgasme féminin

La pensée scientifique sur l'orgasme féminin a changé au fil du temps. Avant la 18e femme siècle, le plaisir sexuel était une banale incontestée et lié à la procréation (Laqueur, 1986).

Pendant le 19ème siècle, l'orgasme féminin a été dépeint comme malsain (Maines, 1999), lié à la maladie (Tannahill, 1989). Des traitements ont été mis au point pour résoudre «Le problème de l'orgasme chez les femmes» (Wakefield, 1988). Ce cadrage médicale est née dans un climat moralisant dans lequel les femmes respectables car elles étaient censées ne pas appréciées ni le plaisir sexuel, ni l'activité sexuelle. (Archer & Lloyd, 1982).

Au début du 20e siècle, la compréhension scientifique d'orgasme féminin commence à apparaître. Freud (1905) a forgé le terme orgasme, en pensant que l'orgasme clitoridien est un phénomène adolescent, que les femmes à l'âge mûr, après la puberté, peuvent avoir des orgasmes vaginaux.

Cependant, l'absence d'orgasmes, qualifiée par le nom rigidité, était considérée comme un problème féminin.

Après la Seconde Guerre mondiale Kinsey, Masters , Johnson plaidaient pour la similitude entre la sexualité féminine et masculine en mettant l'accent sur les aspects physiologiques.

Kinsey utilisait l'orgasme comme un indice de satisfaction sexuelle et plaisir.

Masters et Johnson (1966) décrivent l'orgasme que le sommet de la réponse sexuelle humaine.

Contrairement aux idées précédentes, ces auteurs ont confirmé pour la première fois dans l'histoire la présence des modifications réelles de certains organes comme le vagin et le clitoris, qui accompagnent l'excitation sexuelle et l'orgasme.

Les études contemporaines corroborent l'idée que le clitoris est la principale source d'entrée sensorielle pour déclencher l'orgasme, le clitoris et le vagin semblent réagir en duo, (Mah 2001).

Anatomie de l'orgasme féminin

Quand une femme est stimulée sexuellement (par stimulation physique ou cérébrale), son coeur bat plus vite, elle respire plus rapidement. Souvent, elle serre plusieurs muscles de son corps.

Ses seins augmentent de volume légèrement, et les mamelons ont tendance à être en érection (les mamelons se dressent et deviennent plus durs. Certaines femmes ont des rougeurs sur le visage, cou, et sur la poitrine. La partie visible du clitoris enfle légèrement et augmente de volume pour permettre de recevoir le plus de stimulation possible. Des sécrétions se libèrent dans le vagin et sur la partie externe.

Les petites lèvres s'aplatissent et s'ouvrent légèrement. Le vagin s'allonge et s'élargit en se transformant d'un espace potentiel à un espace réel.

Ces changements vaginaux sont principalement dus à l'engorgement sanguin fournissant ainsi une chaleur agréablement décrite par les femmes dans la région génitale. Si l'excitation continue, l'engorgement augmente et la plupart des changements mentionnés seront plus prononcé, sauf le clitoris, qui se rétracte sous le capuchon clitoridien et réduit sa longueur de 50 % pour éviter une stimulation trop forte ou douloureuse. La réduction de la taille du clitoris est un signe de début de la phase orgasmique.

A part des légères contractions visibles des mamelons pendant l'orgasme, il n'existe aucune manifestation permettant d'identifier l'arrivée de l'orgasme chez les femmes.

L'orgasme commence par des contractions musculaires fortes dans le tiers externe du vagin (la partie la plus proche des lèvres.) Les contractions se généralisent ensuite, pouvant aller de 4-15 secondes, et se produisent à intervalles de 0,8 secondes.

Pendant orgasme, la peau est chaude, les muscles continuent à se contracter, la tension, les rythmes cardiaque et respiratoire sont élevés.

Certaines femmes décrivent des sensations d'étirement des muscles de la colonne vertébrale, d'autres femmes parlent d'un relâchement musculaire sauf en ce qui concerne le vagin, d'autres femmes décrivent une légère émission d'un liquide dont certains qualifient d'éjaculation féminine.

D'autres mouvements involontaires peuvent surgir : cris, contractions des muscles de visages, tremblements.

Dans ces cas, le vagin est entièrement ouvert, et l'utérus se contracte légèrement.

Le côté cérébral varie selon les femmes, leurs âges, leurs expériences, et leurs cultures; une majorité parlent de perte de contrôle, d'être ailleurs.

L'orgasme féminin a toujours la même anatomie, qu'il soit atteint par masturbation individuelle mutuelle, par relation homosexuelle ou hétérosexuelle.

Orgasme : sensations

L'orgasme chez la femme suit généralement la phase de plateau. La tension sexuelle accumulée pendant les phases antérieures est libérées avec l'orgasme.

L'orgasme se traduit chez les femmes par des contractions au niveau de la plate-forme orgasmique c'est-à-dire les parois du vagin puis immédiatement dans toute la zone vaginale et utérine. Les contractions se succèdent à intervalles d'environ 0,8 seconde, leur nombre varie entre 3 et 15.

Les premières contractions sont plus intenses que les dernières. La respiration devient trois fois plus rapide, les pulsations cardiaques doublent de nombre et la tension artérielle augmente d'un tiers de sa valeur initiale.

Contractions Vaginales et orgasme

Le vagin est une cavité en forme de tube constitué des couches musculaires épaisses tapissées d'une membrane qui ressemble plus ou moins à la peau. Les muscles forment des anneaux dans le vagin.

Ces muscles sont attachés à d'autres muscles puissants comme ceux du plancher pelvien, les muscles pubo-coccygiens et ilio coccygiens.

Les études (Levin, 2003) confirment que l'impression du vagin augmente lentement pendant l'acte sexuel, en raison d'une augmentation du tonus des muscles.

Dans leurs études, Masters et Johnson ont noté que les contractions musculaires du vagin pendant l'orgasme commencent après 2 à 4 secondes après l'appréciation de l'orgasme. C'est-à-dire la femme ressent l'orgasme avant de ressentir les contractions musculaires du vagin.

Ces contractions sont le résultat de l'activation des muscles circulaires du vagin, notamment les muscles du plancher pelvien, les muscles bulbo spongieux, et ischio caverneux qui se contractent involontairement un intervalle de 0,8 secondes.

Cela comprime le tiers extérieur du vagin nommé la plate forme orgasmique par Masters et Johnson.

Les contractions vaginales ne provoquent pas l'orgasme, elles sont le résultat, commence quelques secondes après que la femme ait perçu orgasme. Leur nombre et leur force varie d'une femme à une autre, en fonction de la durée de l'orgasme, de l'excitation sexuelle, et de la force des muscles pelviens.

La durée approximative d'un orgasme léger et de trois à quatre contractions, c'est-à-dire de 2,4 à 4 secondes. La durée approximative d'un orgasme normal est de 4 à 6,4 secondes. La durée approximative d'un orgasme intense est de 8 à 12 contractions, c'est-à-dire de 4 à 9,6 secondes.

Chez certaines femmes, l'orgasme perçu est précédé par des contractions régulières qui durent de deux à quatre secondes. Pour d'autres femmes, l'orgasme coïncide avec les contractions.

Ces contractions musculaires ont été enregistrées, analysées et étudiées. Selon Masters et Johnson, la présence de ces contractions témoigne d'une façon certaine d'un orgasme féminin.

Pour d'autres auteurs, ces contractions peuvent apparaître en cas d'excitation sexuelle sans atteindre l'orgasme.

D'autres études démontrent la présence des orgasmes féminins à 100 contractions musculaires.

Contractions utérines et orgasme

Dans leur étude sur les «effets après l'orgasme," Kinsey et son équipe (1953) ont décrit la présence des contractions des la partie supérieure de l'utérus pendant l'orgasme, ces contractions sont rythmiques, leur fréquence augmente considérablement par l'excitation sexuelle.

En 1966 Masters et Johnson pensaient que ces contractions utérines accompagnent l'orgasme, et non pas l'excitation sexuelle. Masters et Johnson ont mesuré ces contractions utérines en plaçant des électrodes dans l'utérus. Ils ont affirmé que le degré de contractions de l'utérus coïncide avec l'évaluation personnelle, émotionnelle, et physiologique de l'intensité orgasmique.

Quand les femmes déclaraient qu'elles avaient eu un orgasme de bonne qualité, les contractions utérines étaient intenses et rapides. À part les études de Masters et Johnson on retrouve peu d'études sur les contractions utérines pendant l'orgasme.

Certaines études ont utilisé des capteurs de pression intra utérine, ou dans des capteurs de pression dans le vagin.

La plupart de ces études sont peu fiables, les capteurs étaient volumineux, leur présence dans l'utérus ou dans le vagin était inconfortable.

Les études plus récentes semblent confirmer les constatations de Masters et Johnson ; l'excitation sexuelle produit des contractions utérines de faible intensité, l'orgasme augmente nettement l'intensité, et le rythme de ces contractions utérines. (Levin, 2001).

Ces contractions peuvent se prolonger, et s'intensifier chez les femmes multi orgasmiques.

Le corps pendant l'orgasme

Pendant les secondes de l'orgasme, le corps féminin subit de nombreux changements provisoires rapides et intenses. Les organes génitaux concernés par l'acte sexuel comme le clitoris, les petites lèvres, les grandes lèvres, et le vagin réagissent également.

Les petites lèvres et les grandes lèvres sont remplies du sang, augmentent leur taille. La couleur devient plus foncée, la température locale de ses organes augmente légèrement.

La couleur change rapidement pendant l'orgasme pour devenir rouge profond. Ce changement dure 10 à 15 secondes, après l'orgasme, le rouge profond redevient rouge pâle. Ces changements de couleur coïncident avec une modification de l'oxygénation du sang. Pendant les secondes de l'orgasme, le sang est moins oxygéné.

Le rythme respiratoire augmente pendant l'orgasme à 40 mouvements par minute. La tension sanguine augmente rapidement de 2 à 4 mm Hg. Le rythme cardiaque peut atteindre 110 à 180 battements par minute.

Les organes génitaux, la peau de l'abdomen, la peau du thorax change de couleur, deviennent rouges foncées. Les seins ne changent pas pendant l'orgasme.

Le mamelon et l'aréole augmentent de volume.

Le mamelon arrive à son érection maximale, subit des contractions et des vibrations visibles à l'oeil nu. Pendant ce temps, l'aréole est épaissie, et indurée.

Le clitoris peut trembler, ou subir des vibrations chez certaines femmes.

Les petites lèvres et les grandes lèvres sont congestives. Le vagin subit dans son tiers extérieur des contractions musculaires rythmiques, saccadés. Le col utérin se dilate, et s'ouvre pendant 20 à 30 minutes après l'orgasme pour recevoir le sperme. L'utérus réagit également par des contractions musculaires qui assurent l'aspiration du sperme vers l'intérieur de l'utérus. Le méat urétral se contracte et se ferme. Le sphincter anal se resserre, subit chez certaines femmes des contractions, de vibrations.

Sur le plan hormonal, on note une augmentation de la sécrétion de prolactine, hormones responsables de la sécrétion du lait, une augmentation de sécrétion de l'hormone ADH responsable de la rétention d'eau, et de l'ocytocine, hormone responsable des contractions utérines.

L'action de l'ocytocine associée aux endorphines offre à la femme un sentiment de bien-être, d'attachement, et de satisfaction.

Orgasme comme expérience mentale

L'orgasme féminin est décrit par de nombreuses femmes comme une expérience impliquant le corps et l'esprit à la fois ; une expérience mentale, associant émotions et spiritualité.

L'expérience mentale de l'orgasme semble en partie liée à l'identité de chaque femme, et à ses relations avec les autres personnes.

Certaines femmes discutent l'orgasme comme une expérience émotionnelle, elles décrivent le moment de l'orgasme, et les moments qui suivent l'orgasme, en détaillant ces émotions ressenties comme une continuité.

Certaines femmes discutent l'orgasme comme une expérience spirituelle, comme une expérience profonde, intérieure, transcendante, qui transporte la femme vers un monde spirituel, et mystique. L'expérience mystique et spirituelle de l'orgasme agit sur l'identité de la femme.

Certaines femmes ne parlent de communication profonde avec elle-même pendant ces moments d'orgasme, décrivant comment des étranges émotions profondes et parfois difficiles à identifier, font échos aux réactions physiologiques de leurs corps. Autrement dit, ce qui se passe physiquement trouve son fondement dans un ensemble profond d'émotions.

Certaines femmes décrivent l'orgasme comme une connexion avec soi, sur le plan physique et sur le plan spirituel. Cette description traduit comment l'expérience de l'orgasme isole la femme du monde extérieur, la laissant seule et nue devant ses émotions, ses pulsions, ses besoins.

Cette séparation parfois complète du monde réel, cette perte de contrôle sur les émotions et sur le corps peut expliquer pourquoi les femmes parlent d'une expérience mystique.

Cette expérience peut être exprimée en trois façons différentes : une expérience hors du corps féminin, comme un lien profond avec autre chose que le corps, et comme une expérience de perte de contrôle.

Les femmes disent : pendant l'orgasme, la femme quitte ce monde, vous êtes sur le point de passer un autre monde, un monde cérébral, plein d'émotions inconnues, incontrôlables.

Cette perte de conscience de soi peut s'accompagner parfois d'une réelle perte de connaissance. Les femmes décrivent des moments de détachement, des réactions irrationnelles.

L'orgasme est une expérience unique qui ne ressemble pas à d'autres expériences de la vie, les femmes décrivent parfois un moment d'évasion de la réalité, une des rares expériences transcendantes qui peut arriver régulièrement à une femme.

L'expérience mentale de l'orgasme est comparée par certaines femmes à des moments d'euphorie sans prendre ni drogue ni alcool. Pour d'autres femmes, l'aspect mystique de l'orgasme est une présentation romantique de sa relation avec son propre corps, sa propre sexualité, et sa connexion avec le partenaire. L'orgasme devient un moment privilégié de connexion et de fusion avec le partenaire.

Cette représentation spirituelle de l'orgasme est considérée comme problématique par les femmes ayant un trouble de l'orgasme.

Chez ces femmes, l'abandon, la perte de contrôle, ces fondements de l'expérience mystique d'orgasme sont incompatibles avec leur anxiété.

Une femme qui ne peut accepter la perte de contrôle peut lutter contre l'orgasme, peut avoir peur de l'orgasme pour éviter l'abandon, cette expérience de perte de contrôle.

L'orgasme comme expérience émotionnelle forte et positive est un élément fréquent dans le discours féminin. Les femmes parlent du plaisir, d'excitation, de vivacité, de relaxation profonde, de chaleur, de satisfaction, joie, et de bonheur.

Dans la plupart des témoignages, l'expérience émotionnelle de l'orgasme est extrême, peut être accompagnée parfois par des pleurs, ou par des cris.

Cette expérience émotionnelle peut être construite comme une expérience relationnelle (être heureuse en relation), comme une expérience sexuelle, ou comme une expérience globale. Dans une minorité des cas, l'orgasme est vécu comme une expérience émotionnelle négative capable d'engendrer des émotions comme peur, culpabilité, anxiété de perdre le contrôle. Dans la plupart des cas, cette perte de contrôle est à l'origine de jugement négatif sur l'expérience orgasmique.

Dans la plupart des cas, ces émotions négatives s'associaient à des émotions contradictoires, la femme pendant l'orgasme se sent libre, et joyeuse, et en même temps menacée et vulnérable, la perte de contrôle provoque un sentiment de légèreté, et une crainte du vertige, de chute, de fragilité.

Parfois les caractères involontaires de l'orgasme engendrent des émotions négatives. Le comportement pendant l'orgasme, la perte de contrôle, l'incapacité de lutter contre l'orgasme, la femme se voit dans l'obligation d'afficher ses besoins, et ses réactions sexuelles sans contrôle et sans modération.

Les femmes décrivent la contradiction entre leur besoin de se cacher, de dissimuler leurs sentiments et leurs désirs, et cette lumière aveuglante qui éclaire pendant l'orgasme leur sexualité, leurs désirs, et leurs réactions.

Représentation culturelle et médiatique de l'orgasme

Les magazines féminins et les médias jouent un rôle important dans les perceptions des femmes du féminin, et de la féminité (McRobbie, 1991) Influencés par la «révolution sexuelle », les éditeurs ont expérimenté une large gamme de sujets sexuels, dès les années 60 (Paek, 2005).

On commence à parler du «droit de la femme au plaisir» et des moyens pour y accéder. On encourageait les femmes à être sexuellement plus affirmées.

Les femmes citadines étaient considérées comme responsables de leur épanouissement, de leur orgasme et de leur liberté sexuelle. Le sexe était considéré comme le noyau de la relation entre les hommes et les femmes, mais comme un sujet potentiellement problématique.

La sexualité et surtout la sexualité féminine et l'orgasme sont devenus l'arène des questions réponse, auto- satisfaction et même autodétermination. Les femmes sont invitées à travailler leurs muscles, à faire des activités physiques pour pourvoir accéder au plaisir et atteindre l'orgasme.

Au fil des années, le volume de contenu sexuel dans les publications destinées au public féminin a augmenté. Le sexe devient dans les années 2000 une activité amusante, récréative et décontractée. (Kim 2004).

En dépit des appels pour que les femmes prennent le contrôle de leur sexualité, dans certains magazines, l'objectif principal de toute activité sexuelle est de plaire aux hommes (Krassas 2001). On retrouve à partir des années 2000 des articles demandant aux femmes de trouver l'équilibre entre leurs intérêts et la préservation de leurs relations. L'orgasme féminin et la sexualité féminine sont conditionnés par la présence des partenaires masculins.

L'orgasme par vibromasseurs ne semble plus séduire comme dans les années 80.

Plaire aux hommes pour les garder au lit , en soignant la beauté du corps, en améliorant la disponibilité sexuelle et en maîtrisant l'art de faire jouir les hommes (Ward, 2004).

Dans le discours médiatique actuel, l'orgasme féminin est considéré comme le but ultime de la relation sexuelle, les femmes sont invitées à faire de leur mieux pour atteindre l'orgasme, pour leur propre satisfaction, pour être dans la norme, et pour faire plaisir aux hommes. La sexualité féminine dans de nombreux médias est un sujet commercial, un sujet pour attirer les lecteurs, et pour améliorer l'audience de la publication.

Variations de l'orgasme féminin

L'orgasme féminin est variable selon les femmes, sur les couples, sont l'âge et selon les zones stimulées.

En général, les femmes ont besoin de 15 minutes au plus de préliminaires et de stimulation combinés (stimulation de plusieurs zones érogènes) pour accéder à l'orgasme.

Dès les années 70, plusieurs études ont a montré que 12% de femmes n'ont jamais éprouvé un orgasme, 16% des femmes peuvent avoir un orgasme pendant un rapport sexuel à condition de stimuler le clitoris, 19% des femmes ont rarement un orgasme pendant le rapport sexuel.

D'autres études ont signalé une différence entre un orgasme avec un vagin vide (orgasme clitoridien) et un orgasme avec un vagin comblé (orgasme vaginal). Certaines femmes ont décrit l'orgasme clitoridien comme moins intense que l'orgasme vaginal ; de nombreuses femmes ont décrit un fort désir d'avoir un objet dans le vagin pendant l'orgasme clitoridien en expliquant que la pénétration vaginale semblait prolonger l'orgasme.

Dans d'autres études, on remarque que de nombreuses femmes acceptent les rapports sexuels avec leurs partenaires pour partager une intimité émotionnelle (étreinte, caresse, se sentir désirée) , l'autre partie des femmes accepte les rapports sexuels accéder à l'orgasme.

Selon ces études, 1/3 des femmes apprécient la pénétration anale, 1/3 n'aimait pas la pénétration anale. 21% de femmes désirent un rapport sexuel quotidien, 18% disent préférer participer à 3 rapports sexuels seulement.

Ces études démontrent la variété et la diversité de l'orgasme féminin. Cette diversité est également exagérée par de nombreuses publications journalistiques pseudo scientifiques décrivant des orgasmes liés à chaque organe ou presque, ainsi certains livres et certains sites décrivent l'orgasme anal, ou l'orgasme U (en relation avec la stimulation du méat urinaire) et d'autres orgasmes.

L'orgasme lié à la stimulation du point G était également exploité d'une façon commerciale.

Livres, magazines et articles détaillant le point G , avec excès et zèle. Récemment, le point G a été étudié scientifiquement avec les moyens modernes de l'imagerie médicale. Si le point G peut aider la femme à atteindre l'orgasme, il est excessif de parler d'un orgasme différent, le consensus actuel décrit cet orgasme comme un orgasme vaginal.

Extrait 13

“Seule sa petite tête brune était visible. Je l’embrassais pendant un certain temps, sachant, par de nombreux signes, que ce baiser fera plus d’effet que toute autre caresse occulte.

Le résultat était satisfaisant. Mes mains, se comportaient comme celles d’un prototype commercialisé avant la correction de certains défauts.

Quand je présentai ma main sous les couvertures, je lui ai donné le temps de se réchauffer et de trouver son rythme avant de la poser sur son ventre. Culotte? Culotte!! Ma tête, un tourbillon des notes, des directives, des mémos, des pointeurs, gribouillages aléatoires.

Amis Martin, Rachel paper , page 158”

Références:

1. Basson R, Althof S, Davis S, Fugl-Meyer K, Goldstein I, Leiblum S, et al. Summary of the recommendations on sexual dysfunctions in women. J Sex Med. 2004; 1:24-34.

2. Basson R, Leiblum S, Brotto L, Derogatis L, Fourcroy J, FuglMeyer K, et al. Defnitions of women's sexual dysfunctions reconsidered: advocating expansion and revision [review]. J Psychosom bstet Gynaecol. 2003; 24:221-9.

3. Basson R. Recent advances in women's sexual function and dysfunction [review]. Menopause. 2004; 11(6 Part 2):714-25.

4. Masters WH, Johnson V. Human Sexual Response. Boston: Little, Brown & Co.; 1966.

5. Kaplan HS. Hypoactive sexual desire. J Sex Marital Ter.1969; 3:3-9.

6. Working Group on A New View of Women's Sexual Problems. A new view of women's sexual problems. Electronic Journal ofHuman Sexuality. 2000; Available from: www.ejhs.org/volume 3/ newview. htm [Accessed 3/21/05].

7. Whipple B. Women's sexual pleasure and satisfaction. A new view of female sexual function. Te Female Patient. 2002; 27:39 - 44.

8. Basson R. Female sexual response: the role of

drugs in the management of sexual dysfunction. Obstet Gynecol. 2001; 98:350- 3.

9. Whipple B, Brash-McGreer K. Management of female sexual dysfunction. In: Sipski ML, Alexander CJ, editors. Sexual function in people with disability and chronic illness. A Health Professional's Guide. Gaithersburg, MD: Aspen Publishers, Inc.; 1997. p.509-34.

10. American Psychiatric Association. Diagnostic and Statistical Manual for Mental Disorders. 4th ed., text revision [DSM–IV- TR]. Washington: American Psychiatric Press Inc; 2000.

11. Laumann EO, Paik A, Rosen RC. Sexual dysfunction in the United States: prevalence and predictors [erratum JAMA. 1999; 281(13):1174. Comment JAMA. 1999; 282(13):1229]. JAMA. 1999; 281(6):537-44.

12. Fugl-Meyer AR, Sjögren Fugl-Meyer K. Sexual disabilities, problems and satisfaction in 18 to 74-year-old Swedes. Scand J Sexology. 1999; 2(2):79-105.

13. Basson RJ. Using a diferent model for female sexual response to address women's problematic low sexual desire. J Sex Marital Ter. 2001; 27:395-403.

14. Cain VS. Johannes CB, Avis NE, Mohr B, Schocken M, Skurnick J, et al. Sexual functioning and practices in a multi ethnic study of midlife

women: baseline results from SWAN. J Sex Res. 2003; 40(3):266-76.

15. Hill CA, Preston LK. Individual diferences in the experience of sexual motivation: theory and measurement of dispositional sexual motives. J Sex Res. 1996; 33:27-45.

16. Galyer KT, Conaglen HM, Hare A, Conaglen JV. Te efect of gynecological surgery on sexual desire. J Sex Marital Ter. 1999; 25:81-8.

17. Schultz WCM, van de Wiel HBM, Hahn DEE. Psychosexual functioning after treatment for gynecological cancer an integrated model, review of determinant factors and clinical guidelines. Int J Gynecol Cancer. 1992; 2:281-90.

18. Regan P, Berscheid E. Beliefs about the state, goals and objects of sexual desire. J Sex Marital Ter. 1996; 22:110-20.

19. Klusmann D. Sexual motivation and the duration of partnership. Arch Sex Behav. 2002; 31(3):275-87.

20. Nappi RE, Abbiati I, Luisi S, Ferdeghini F, Polatti F, Genazzani AR. Serum allopregnanolone levels relate to FSFI score during the menstrual cycle. J Sex Marital Ter. 2003; 29(Suppl 1):95-102.

21. Dennerstein L, Lehert P, Dudley E, Guthrie J. Factors contributing to positive mood during the

menopausal transition. J Nerv Ment Dis. 2001; 189:84-9.

22. Bancroft J, Loftus J, Long JS. Distress about sex: a national survey of women in heterosexual relationships. Arch Sex Behav. 2003; 32:193-208.

23. R. Vernon Haning, Stephen L. O'Keefe, Keith W. Beard, Elizabeth J. Randall, Martin J. Kommor & Sandra S. Stroebel : Empathic sexual responses in heterosexual women and men. Sexual and Relationship Terapy Volume 23, Issue 4, 2008

D'autres livres des Editions Causam disponibles chez Amazon

Relations et couple

- Sexualité dans le monde antique, Milton De Blazy, 2016

- Anatomie sexuelle féminine, Milton De Blazy, 2015

- Anatomie sexuelle masculine, Milton De Blazy, 2015

- Amour romantique: origine, analyses, Jean Doyel, 2015

- ABC Orgasme féminin, Milton De Blazy, 2015

- Moments volés: elles racontent leur couple, Lisa Harbillot, 2015

Développement personnel

- La timidité, comprendre, s'en sortir, Pascal Moigno, 2015

- La volonté, de l'idée à l'action, Pascal Moigno, 2015

Histoire de l'art

- Danaé : sexualité, nudité et peintre, Lisa Mehouvin, 2015

- Aphrodite, Amour et désir entre mythe et Arts, Lisa Mehouvin, 2016

Littérature

- Jane Austen… Si moderne, Thérèse Mallaisy, 2016

- Là haut dans le Michigan: analyses d'une nouvelle d'Hemingway, Laurent Sattie, 2015

Biographie

- Jean Harlow, femme et sex symbol, Marcel Remat, 2016

- Morgagni, père de la médecine moderne, Milton De Blazy, 2016

Santé et bien être

- Virus de papillome humain (HPV),Thérèse Mallaisy, 2015

- Hypothyroïdie : symptômes, prévention et traitements, Jean Philippe Goumier, 2015

www.ingramcontent.com/pod-product-compliance
Lightning Source LLC
Chambersburg PA
CBHW072025290526
45787CB00015B/1972
9781533586582